GRIGORI GRABOVOI

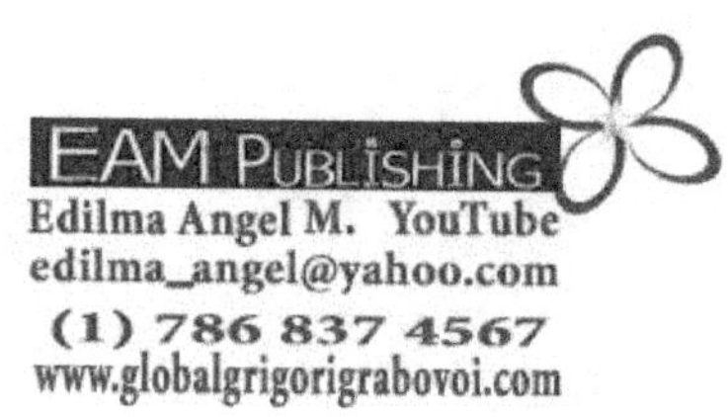
EAM PUBLISHING
Edilma Angel M.   YouTube
edilma_angel@yahoo.com
(1) 786 837 4567
www.globalgrigorigrabovoi.com

Edilma Angel Moyano
Contrat: P527USA
Accorde le droit d'utiliser les marques GRABOVOI, GRIGORI GRABOVOI, ®® pour les éditions
Droits d'auteur © 2022 Dr. Grigori Grabovoi®

Traduction du russe vers l'anglais par Monica Torres
Carátula © D'har Services Editorial
ISBN : 9798853835849
D'après les œuvres de Grigori Grabovoi
D'har Services Conception de la couverture © éditoriale

CONCENTRATION EN SÉQUENCES NUMÉRIQUES POUR RESTAURER LE CORPS DES CHATS

Table des matières

Contenu

INTRODUCTION

Les chats réalisent le principe de la contemplation interne de l'information dans leur monde spirituel et le reflet de cette information dans l'environnement extérieur. Essayez d'abord de comprendre ce que le chat va faire, puis percevez le cours de ses pensées. Vous verrez une structure de pensée laconique dans laquelle la zone inférieure correspondra à la réaction du chat aux événements futurs. Sur la base de cette partie de la pensée, le chat produit la distribution de l'information dans son corps et contrôle le mouvement. Cela peut expliquer la réaction rapide des chats et leurs chances accrues de survie.

En suivant cette méthode de réaction à l'information, une personne peut également augmenter ses chances de survie pour se donner la vie éternelle et aussi la donner aux autres. **La nature enseigne l'éternité non seulement par son existence, mais aussi en y pensant.**

La série de nombres qui restaure le corps du chat, tout d'abord, devrait déterminer les nombres qui fourniront au chat et selon la loi des connexions universelles, pour vous-même et pour tous les autres la vie éternelle. Le chat sent les nombres, par conséquent, vous devez lui apprendre à être conscient de ces nombres.

Montrez mentalement au chat le centre de votre pensée et déplacez rapidement votre attention vers le fond de la pensée. Cette partie de la pensée est générée dans le corps du chat par sa glande pinéale (épiphyse) illustrée à la figure 24 (« Sections du cerveau »). En dehors du corps, cette partie de la pensée provient de l'activité combinée de l'esprit et de l'âme du chat, près de la tête du chat et chez les personnes près de la main droite. La loi de disponibilité s'applique; qui sont les formes-pensées de tous les êtres vivants qui sont proches d'un corps humain. Ainsi, une personne dès sa naissance, s'habitue à l'information de la présence constante de toute vie, dans le monde proche d'elle.

Le Créateur, ayant tout près de Lui, contrôle et développe toujours éternellement la vie. Il en va de même pour une personne ou tout être vivant à travers la perception mentale de la forme humaine.

Il devient clair que le chat doit être transporté mentalement et faire attention aux numéros les plus proches de la personne. Par conséquent, l'impulsion de vie sous la forme d'un chat est envoyée à une personne, ce qui contribue à assurer la vie éternelle de cette personne, puis retourne au chat et transfère l'épiphyse du chat dans la zone de l'éternité, créant des cellules dans le corps du chat qui ont la vie éternelle.

La réaction cognitive de la perception humaine à une telle apparition de cellules éternelles, permet par la conscience et selon le principe de similitude, de saturer le corps humain de cellules éternellement vivantes et de créer à partir d'elles, par une certaine pratique, des connexions, des organes et des systèmes.

Ensuite, il est nécessaire de développer plus activement le principe de l'interaction au niveau de l'information avec le chat, dans lequel il y a une accélération du développement personnel par l'utilisation de l'expérience de la réalisation de la vie éternelle par tous. Les chats avec un entraînement constant, à l'aide de leur transmettre des pensées contenant des connaissances sur la façon d'atteindre la vie éternelle, le pouvoir de leur esprit augmente, ce qui avec le temps amènera les chats au niveau de la hiérarchie de l'information, où se trouve une personne Un esprit fort égale tout le monde.

Ensuite, un travail sera effectué sur le corps du chat, tant que les chats conservent leur espèce dans leur forme et telle qu'elle a été créée, pour donner aux chats la vie éternelle.

Tout le monde doit comprendre que la vie éternelle est une fatalité que tout le monde atteindra, et qu'il est préférable que ce chemin soit plus court et plus conscient. Lorsque la pensée du chat se déplace vers le futur, imposez votre pensée avec connaissance. Essayez de trouver dans l'information une image d'un chat ou que tous les chats la perçoivent positivement. À partir de ce niveau de base, entrez dans l'information, afin de maîtriser les méthodes de communication avec les chats.

La première méthode: Pensez que le chat vous perçoit bien, comme une bonne personne, qu'alors le chat sera organisé par le pouvoir de votre pensée. Essayer de comprendre la loi de la vie, qui est une compréhension profonde de vous-même, par un autre être, vous permettra de vivre éternellement sur la base du pouvoir spirituel et de la relation avec laquelle vous comprenez.

La deuxième méthode: c'est de comprendre les autres comme vous aimeriez vous comprendre vous-même, d'ici à tous les 100 ans, puis tous les 1 000 ans, et ainsi de suite.

Posez-vous la question : Est-ce que je me souviens exactement du passé lointain ? Les chats ont l'air concentrés, car ils se posent constamment une question similaire et cherchent la bonne réponse pour le moment présent.

Notez que l'apparence d'un animal, ou de tout être vivant**, est déterminée par sa pensée sur lui-même**.

En vous écoutant vous-même, en écoutant votre monde spirituel, vous pouvez obtenir un tel développement spirituel, qui crée le corps physique des vivants. La vie et la conception, étroitement liées et entrelacées dans le corps physique. Chacun en tant que sculpteur, sculpte son propre corps physique. C'est-à-dire que chaque organisme vivant fabrique un corps selon ses propres plans. De plus, il y a une unification selon les types d'organismes vivants, ce qui signifie qu'il existe le même type de perception et de pensée.

Dieu peut être perçu de la même manière, ce qui donne une impulsion pour la construction du corps et en même temps se crée Lui-même. C'est-à-dire que toute personne vivante contacte Dieu à travers sa matière physique, ce qui signifie qu'elle touche l'éternité, puisque Dieu est éternellement vivant.

Chez les chats, les lignes d'amour se manifestent par des cellules interconnectées le long de la colonne vertébrale. Ces cellules rayonnent le plus activement l'amour vers le monde extérieur, vers le monde qui les entoure.

L'amour transforme harmonieusement le monde, le ramenant à sa source. Ainsi, les chats, comme tous les êtres vivants, participent à la construction du monde avec amour. Connaissant l'expression de ce principe sur le plan matériel, vous pouvez concentrer votre attention le long de la colonne vertébrale d'un chat et essayer de comprendre, s'il vous est possible de percevoir les chiffres avec amour.

Logiquement, on peut percevoir le signe de l'infini ∞ de cette manière, semblable au chiffre 8 situé horizontalement, parce que ce signe combiné avec le mot vie, dans le contexte de « vie infinie », signifie la présence de l'amour, parce que l'amour est éternel en elle.

L'amour se reflète dans le signe de l'infini ∞ et peut être symboliquement reflété comme « ∞ vie ». La vie éternelle contient un amour infini. La pensée qui contient un nombre inventé par l'homme, est formée par la possibilité de la vie éternelle, c'est-à-dire avec la présence de l'amour.

Sur cette base, vous pouvez imaginer que vous transférez une série de nombres à un chat, en le plaçant mentalement dans la sphère de l'amour et en dirigeant cette sphère vers la région de la colonne vertébrale du chat.

L'amour forme une manière universelle de connaître le monde entier. En amour, vous percevez le monde harmonieusement et joyeusement et en même temps vous développez avec lui.

Vivre avec amour est le seul moyen d'assurer la vie éternelle.

En appliquant la méthode consistant à placer une série de nombres ou d'autres informations dans la sphère de l'amour et à transférer ces informations dans le domaine nécessaire, on peut rapidement former et informer n'importe quel objet de la réalité.

Une telle action est créatrice pour tous et vise à assurer la vie éternelle ; qui n'est pas obtenue par la coercition, mais par la liberté de choix fondée sur la connaissance.

Vous pouvez également utiliser cette méthode pour l'auto-apprentissage, par exemple, d'une langue étrangère, pour ce faire, vous devez placer mentalement les mots étudiés dans la sphère de l'amour, imaginez que cette sphère est située à environ 5 centimètres au-dessus de votre tête, puis la lumière de la sphère est absorbée par votre corps.

Il y a ce genre d'absorption des connaissances que vous voulez maîtriser plus rapidement. De même, par l'amour, vous pouvez transmettre des informations de guérison à vos organes et à votre corps en général et à celui d'autres personnes et d'autres êtres vivants. Ainsi on apprend à mener une vie éternelle et saine, harmonieuse et heureuse.

ANATOMIE CAT

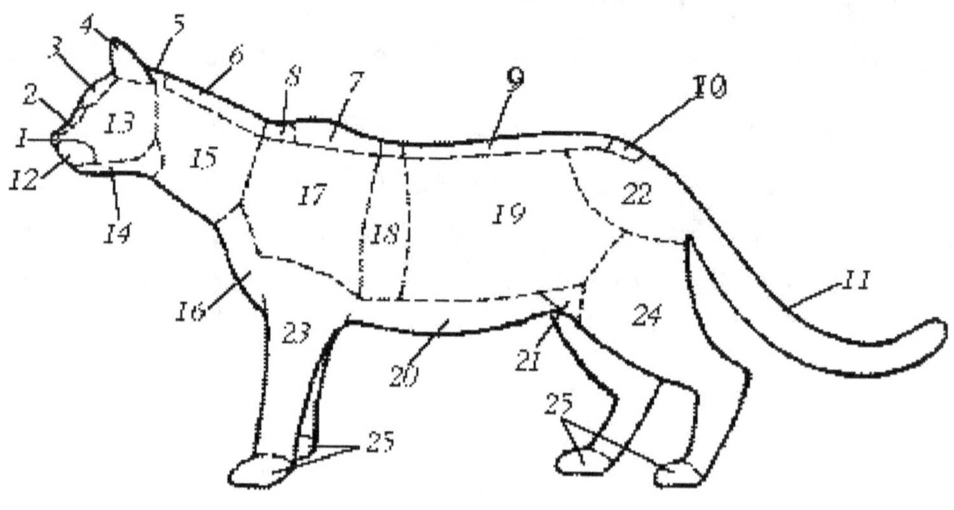

Articles corporels de chat

1. - Nez - **185394861792**

2. - Nez - **178549378581**

3. - Avant - **316589539841**

4. - Oreille - **648732589781**

5. - Partie pariétale de la tête - **689581298671**

6. - Cou - **395841298714**

7. - Croix – **158342178581**

8. - Cou - **138641218549**

9. - Crête - **349561879143**

10. - Racine de la queue - **539681298491**

11. - Cola – **893531216478**

12. - Mâchoire supérieure – **536891298471**

   Lèvre supérieure - **531649271849**

13. - Joues - **83647298514**

14. - Menton – **831361298518**

     - Mâchoire inférieure – **315841219748**

15. - Côté cou – **189647298319**

16. - Poitrine – **689561298719**

17. - Épaule – **201839549748**

18. - Côté de la poitrine - **139648598741**

19. - Côtés – **128564298581**

20. - Estomac – **136189549748**

21. - Ingle – **189641298531**

22. - Hauteur de la base – **856147289481**

23. - Etles extrémités précédentes - **318849218741**

24. - Etplus tard xtremities - **681298539851**

25. - Phaut - **648749598184**

Avec une concentration simultanée sur la nuque (8) et la racine de la queue (10), la capacité du chat à comprendre plus précisément la parole humaine se développe. Lorsque vous vous adressez mentalement à un chat, il est conseillé de faire cette concentration simultanément. Tout objet de réalité a des zones qui améliorent son contact créatif avec une personne. La capacité d'appliquer de telles connaissances vous permet de réaliser harmonieusement la vie éternelle.

LA STRUCTURE DES OS

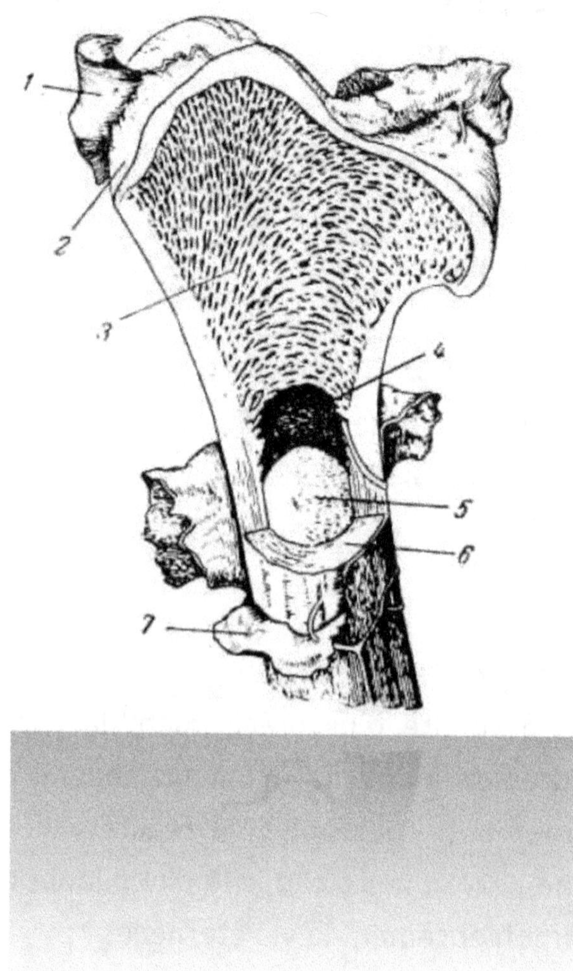

La structure de l'os

1. - Tubulaire - capsule articulaire - **316548598741**

2. - Cartilage articulaire -**168561298584**

3. - Substance osseuse spongieuse - **589649219781**

4. - Cavité cérébrale – **631218539647**

5. - Moelle osseuse – **358641298149**

6. - Substance osseuse compacte – **51968129874**

7. - Périoste - **398531298648**

LA STRUCTURE INTERNE DE L'OS

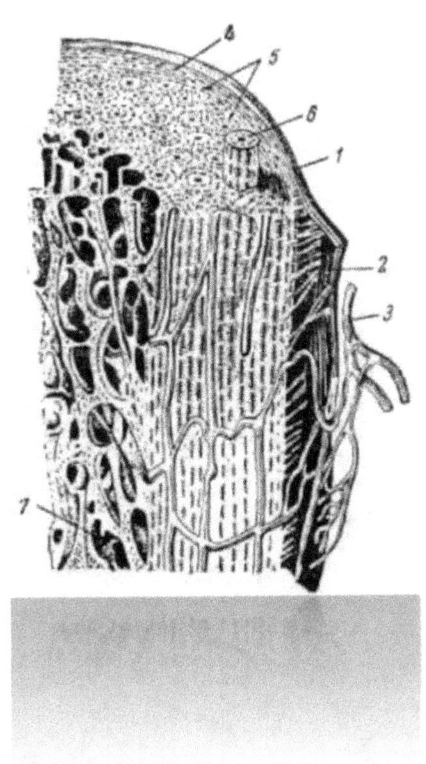

1. - Periostio - **398531298648**

2. - Fibres de Sharpey - **531298368748**

3. - Bone Vasos - **549641298718**

4. - Laques extérieures - **319849518647**

5. - Plaques tubulaires - **318649549781**

6. - Isolé oustion - **315834019672**

7. - Substance osseuse spongieuse – **589649219781**

SQUELETTE DE CHAT

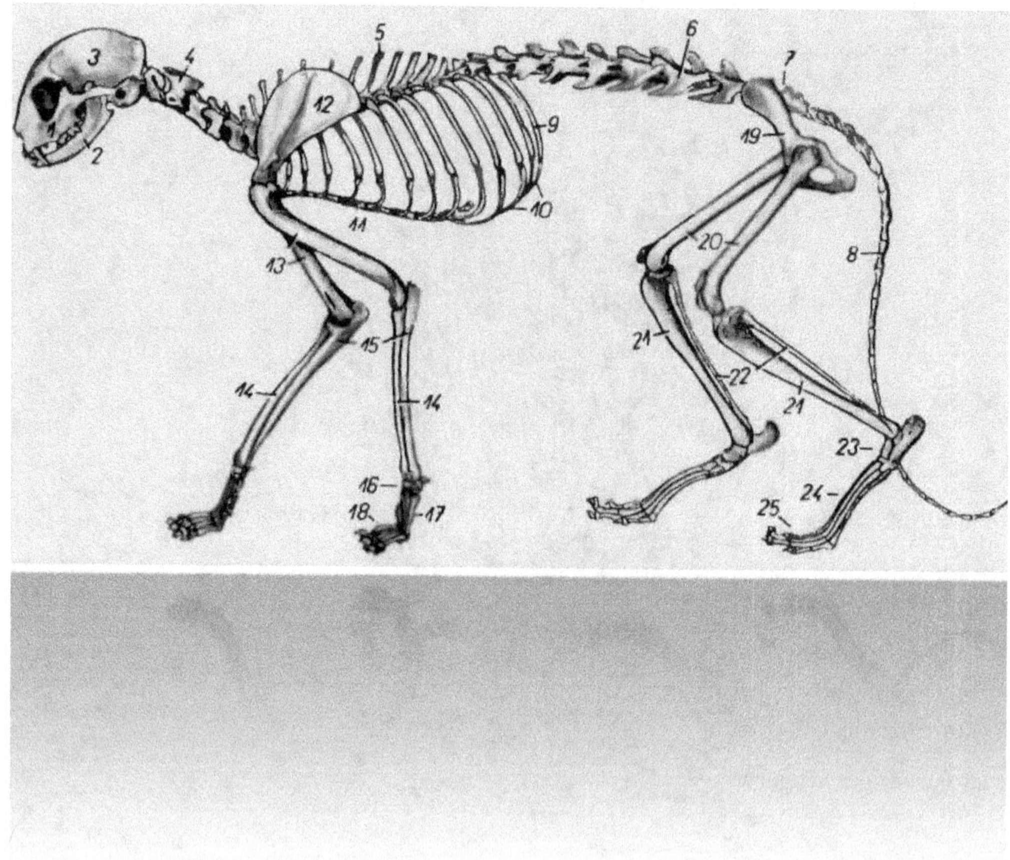

Squelette du chat:

1. - Os maxillaire – **589649587471**

2. - Mandíbula inférieur – **315841219748**

3. - Boveda crânienne – **319619898749**

Columna vertébral - **516897598647**

4. - II vertèbre cervicale - **531298794861**

397581298749 cervicale **5**

5. - VI vertèbre thoracique - **368549298781**

6. - Vertèbres thoraciques – **361219898721**

Vertèbres lombaires – **316291298741**

7. - Sacré - **519681219849**

8. - XI vertèbre de la queue - **316539898741**

Vertèbres de la queue –**169581298741**

9. - Côtes – **534891298647**

10. - Arc costal - **149781298497**

11. - Sternum **- 689713519814**

12. - Omoplate - **897194218601**

13. - Humerus - **019548319681**

14. - Radio - **064201298648**

15. - Cubitus – **304501298749**

16.- Os du poignet – **891641298749**

17.- Os métacarpiens – **109891298641**

18.- Os des doigts du membre antérieur   **316849217074**

19. - Os pelvien - **516094298749**

20. - Fémur - **801261398749**

21. - Tibia - **109849598647**

22. - Fibule - **457148598648**

23. - Os tarsiens – **018471219478**

24. - Os métatarsiens – **601278549478**

25. - Os des doigts du membre postérieur – **316019818748**

Pour la concentration mentale, formez un signal lumineux dans l'os du chat de telle sorte que cette lumière illumine tout le squelette de l'intérieur en raison de multiples reflets. Dans l'un des segments d'un tel rayonnement, vous pouvez percevoir la méthodologie de création d'un organisme par la puissance de l'esprit. Les principes de base de la création de la matière sontuniversels pour tous.

CRÂNE DE CHAT SUR LE CÔTÉ GAUCHE

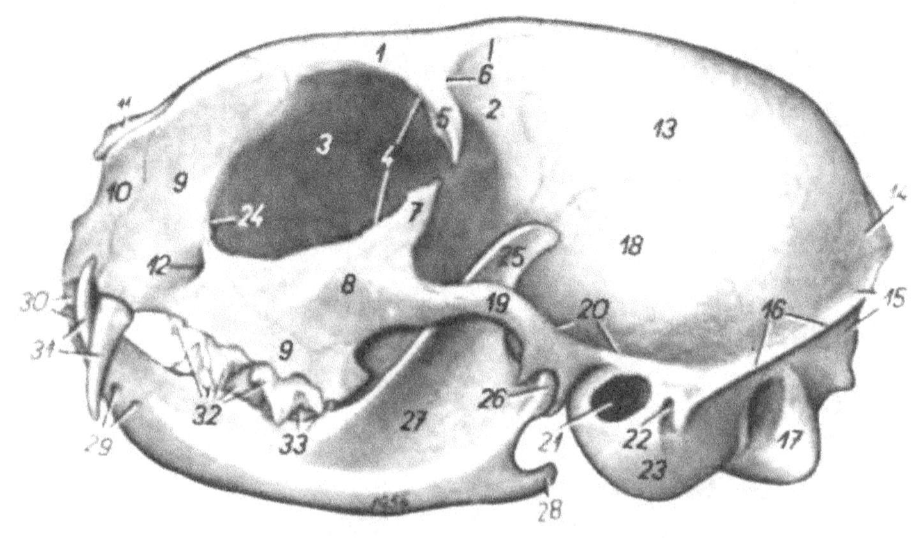

1. - Partie fronto-nasale de l'os frontal **518316419851**

2. - Partie temporale de l'os frontal – **589649719817**

3. - Partie orbitale de l'os frontal - **368549789741**

4. - Bord orbital - **601589569498**

5. - Processus zygomatique de l'os frontal - **531851219648**

6. - Crête frontale externe - **314501219648**

7. - Processus frontal de **614851219781** osseuse zygomatique

8. - Os zygomatique - **538749218741**

9. - mâchoire supérieure

10. - Os prémaxillaire – **389519819648**

11. - Os nasal – **378581278498**

12. - Trou infraorbital - **194548219648**

13. - Os pariétal – **019481219479**

14.- Os interpariétal - **364897294648**

15. Écailles de l'os occipital **318749519871**

16. Cresta occipitale **689741298548**

17. Condyle occipital **169841219848**

18. Écailles de l'os temporal **318718519647**

19. Arc zygomatique **368541219871**

20. Crête temporelle **549681298541**

21. **108546489781** auditif externe

22. Ouverture du canal facial **501361219849**

23.- Vessie osseuse – **368741298781**

24. - Sac lacrymal fossé – **019896519498**

25. - Processus musculaire de la mâchoire **719841219872**

26. - Processus articulaire de la mâchoire **508641298471**

27. - Muscles de la cavité **198748298782**

28. - Processus angulaire **361294798581**

29. - Trous de menton **601294298781**

30. - Incisives supérieures **196368519781**

31. - Canines supérieures **369748519781**

32.– Prémolaires supérieures- **168745319849**

33.– Molaires supérieures – **375184219649**

En vous concentrant dans la région des écailles de l'os occipital (15), vous pouvez augmenter l'intelligence du chat, du point de vue de l'homme, et ainsi l'adapter à la vie éternelle. La raison est le moyen universel d'atteindre la vie éternelle

CRÂNE DE CHAT

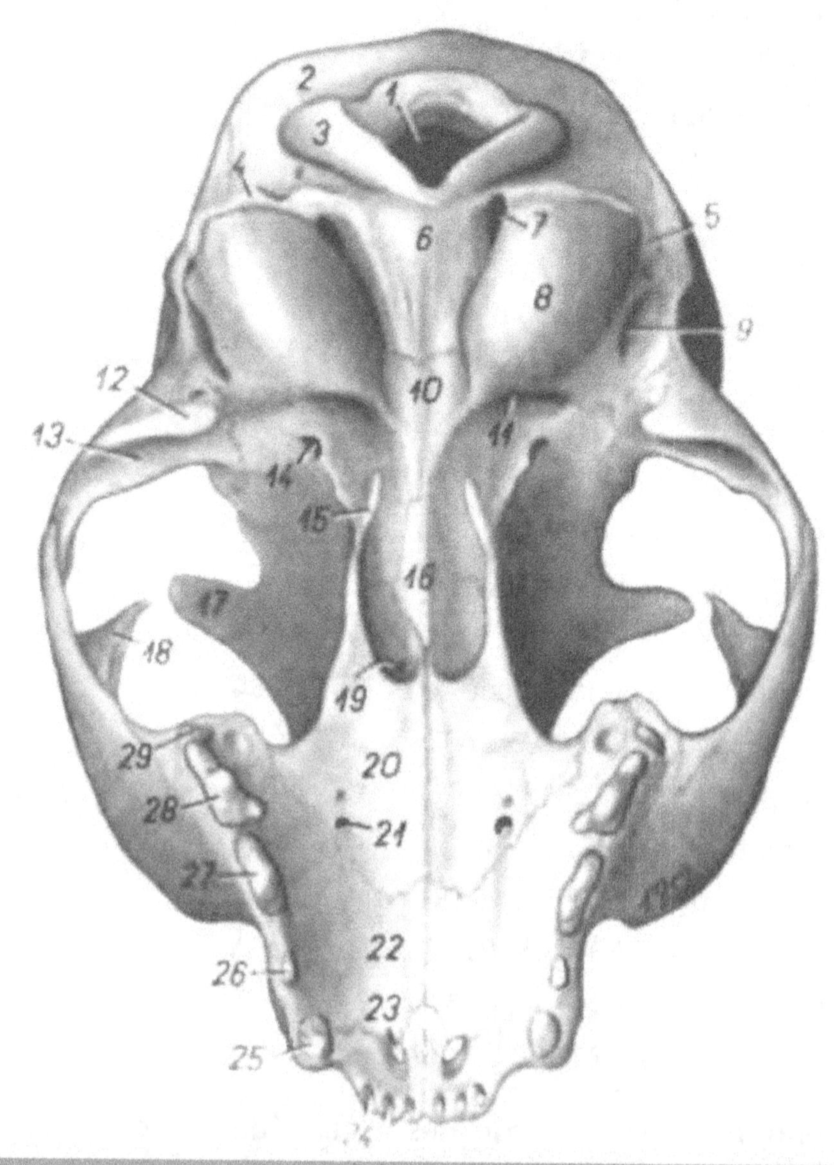

Crâne du chat de surface ventrale

1. - Grand Trou - **518531219617 2**
2. - Écailles de l'os occipital - **318749519871**
3 - Condyle occipital - **169841219848**
4. - Processus jugulaire - **835648219781**
5. - Procédé mastoïde du
6. - Os temporal - **368531298781**
7. - Corps de l'os occipital **368531298783**
8. - Orifice jugulaire - **368741298748**
9. - Bulle osseuse - **368741298781**
10. - Conduit auditif externe - **108546489781**
11. - Fond du coin de l'arbre - **315601219898**
12. - Tube auditif osseux - **368541298749**
13. - Ouverture ovale - **308561298749**
14. - Trou ovale - **309694298781**
15. - Crochet ptérygoïdien - **501298698748**
16. - Partie antérieure de l'os sphénoïde - **609891298742**
17. - Processus zygomatique de l'os frontal – **531851219648**
18. - Processus frontal de l'os zygomatique – **369549298741**
19. - Coana - **5360991298749**
20.- **536841298749** d'os palatin
21. - Grande ouverture palatine - **315898697548**
22. - Processus palatin de la mâchoire supérieure **689741298741**
23.- Fisura palatina 683549293748
24.- Scintigraphies incisives supérieures - **196368519781**
25. - Canino superior – **369748519781**
26. - III prémolaire supérieure – **683791298549**
27. - II prémolaire supérieure – **368541298748**
28. - I prémolaire supérieur - **194691298748**
29. -   Mpotier supérieur - **375184219649**

SQUELETTE THORACIQUE DROIT

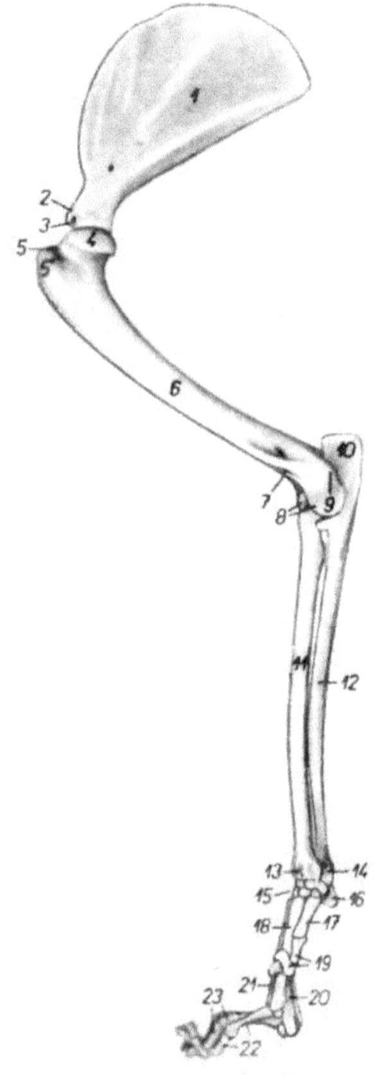

1. - Fosse sous-scapulaire – 891648298741

2. -Tubercule scapulaire – **698791219648**

3. - Processus coracoïde - **581219698741**

4. -Tête de l'humérus – **318541219648**

5.- Petit tubercule de l'humérus **689741298749**

5' - Grand tubercule d'humérus – **513893698741**

6. - Corps de l'humérus – **368748369591**

7. - Trou d'enveloppe de bloc - **314548219671**

8. - Bloc humérus – **389749298648**

9. - Épicondyle médial – **361291298749**

10. - Olécranon - **389531298641**

11. -Corps radieux – **309854298641**

12. - Corps cubique - **371218398647**-

13. - Bloc de rayon – **894398219781**

14. - Tête de cube – **309694298781**

15. - Os du poignet – **891641298749**

16. - Os supplémentaire du poignet – **368371298741**

17. - I Os métacarpien – **894297298748**

18. - II métacarpien – **369549298741**

19. - Phalanges du premier doigt – **360194298741**

20. - III métacarpien – **109649298748**

21. - V métacarpien - **309681209649**

22. - Phalanges de Finger II - **369019298749**

23. - phalanges du doigt III - **098641298749**

Essayez de vous concentrer sur la série de nombres **894321** de développer la pensée du chat à un point tel qu'il imagine comment son membre thoracique droit se développe dans le processus évolutif, par exemple, sur un million d'années. L'évolution de l'esprit peut fixer la forme du corps et étendre les capacités du corps en créant des structures spirituelles denses autour du corps, contrôlées par la conscience. Imaginez qu'un chat ait développé de telles structures spirituelles qui agissent sur la réalité physique, comme une main humaine, et peuvent utiliser des objets et des machines qu'une personne utilise. La loi de rapprocher tout le monde sur une base spirituelle ouvre également l'accès à tout dans la réalité physique.

Transmettez ces informations mentalement au chat et vous accélérerez ainsi considérablement son développement. Il est entendu qu'une personne peut développer davantage de telles structures spirituelles, en étendant ses capacités au niveau d'accès d'un esprit dense à toute réalité physique. C'est ainsi que vous pouvez restaurer et créer vos propres cellules et organes ou autres, et ainsi assurer la vie éternelle.

SQUELETTE PELVIEN DROIT

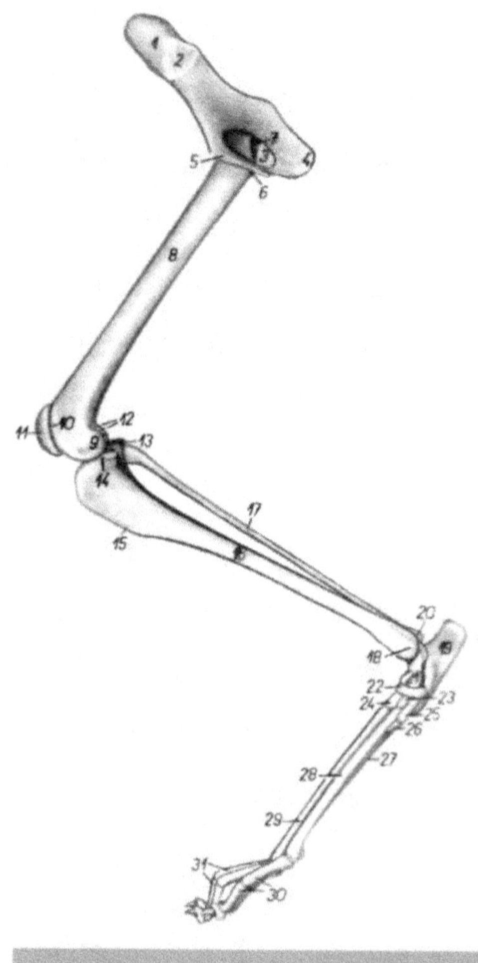

1.- Aile de l'ilium – **531298749281**

2. - Surface en forme d'oreille – **309498298741**

3. - Trou fermé – **016298297498**

4. - Tubercule ischiatique – **069291298741**

5. - Fusion pelvienne – **089501298641**

6. - Petit trochanter du fémur – **198341298648**

7. - Fosa acétabulaire – **069271598491**

8. - Corps du fémur – **051291264781**

9. - Cóndilo fémoral médial **649361298748**

10. - Crête médiale du bloc fémoral **581361298741**

11. – Pattule – **016849298248**

12. - Os de sésame du muscle gastrocnémien – **754291784968**

13. - Condyle latéral du tibia – **531681219749**

14. - Condyle médial du tibia - **714218319718**

15.- Cresta tibial - **368749278841**

16.- Corps tibial – **619371218749**

17.- Corps du péroné - **598749379641**

18. - Maléolo medial - **853498298749**

19. - Calcanéum – **061281298748**

20. - Maléolo latéral - **501294694781**

21. - Astragale - **309849298647**

22. - Os tarsien central – **856478219471**

23. - II os tarsien – **857381219641**

24. - III os tarsien – **368371219848**

25. - Os tarsien I – **369748598741**

26. - I os métatarsien - **853601219748**

27. - V métatarsien **osseux** - **149781219897**

28. - II os métatarsien - **361219378591**

29. - III métatarsienne – **319681218749**

30. - Phalanges de Finger II – **389781219649**

31. - Phalanges du doigt IV - **301218649781**

APERÇU DE LA STRUCTURE DU CONSEIL D'ADMINISTRATION

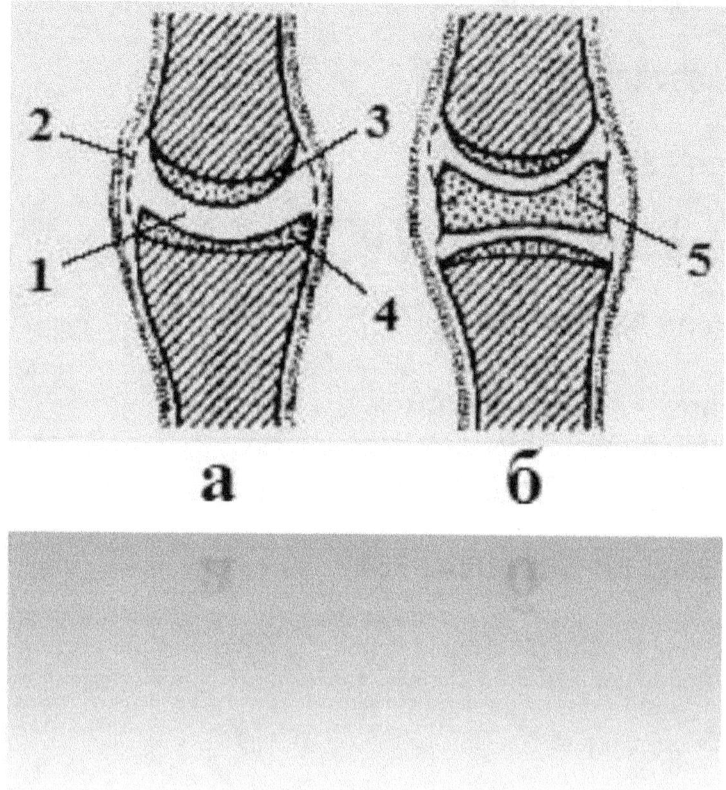

Aperçu de la structure du conseil d'administration

a. - Articulation simple - **854291218649**

b. - Uneréticulation complexe - **537849298741**

1. - Cavidad articulaire - **368781218749**

2. - Ccapsule fibreuse apa - **371298498691**

3. - Capsulesynoviale C apa - **308741208749**

4. - Cartilage hyalin articulaire - **168561298584**

5. - Ménisque cartilagineux – **601297598749**

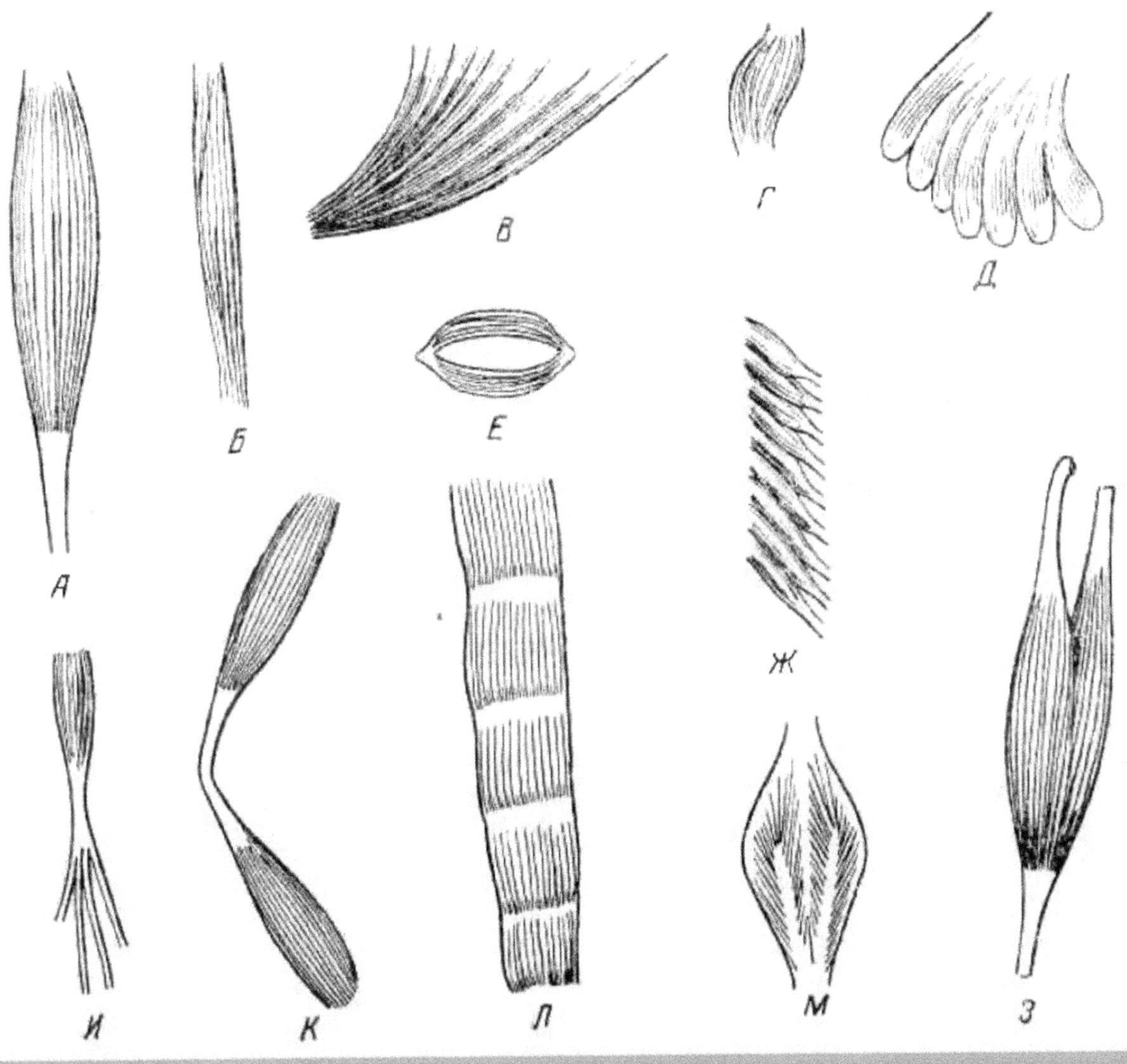
А
Б
В
Г
Д
Е
Ж
З
И
К
Л
М

Différentes formes musculaires

A - Muscle fusiforme - **539681298749**

B - Muscle long - **378749298648**

C - Muscle plat (lamélaire) - **612849712478**

D - Muscle court – **386581298741**

D - Muscle denté - **719848569741**

E - Muscle annulaire - **501294368371**

G - Muscle multifide – **301298701649**

3 - Muscle à plusieurs têtes (deux) – **483198749641**

Y - Un muscle à plusieurs queues (quatre) - **306198296689**

K - Músculo digástrico – **713784213671**

L - M uscule avec ponts tendineux transversaux – **397581298641**

TYPES DE MUSCLES

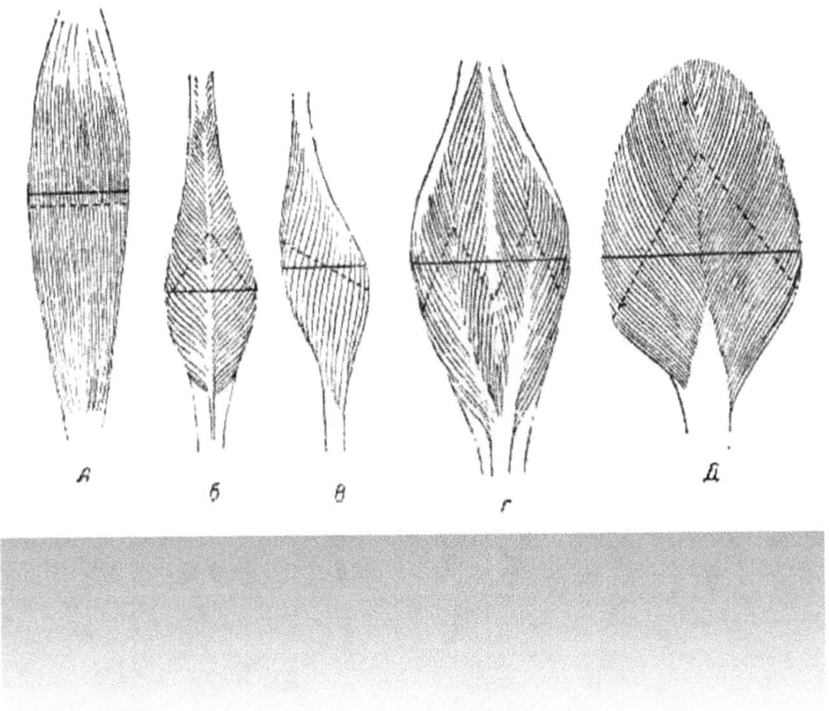

A. - Direction musculaire fusiforme simple (directe) des fibres musculaires) - **613514219718**

B. - Muscle fusiforme à deux couches de tendon (deux pennats) - **513814619711**

B. - muscle fusiforme à direction oblique

fibres musculaires (un penné) - **514891219649**

G. - muscle fusiforme à plusieurs couches tendineuses (multipennées) - **389741298648**

D. - muscle fusiforme avec couche moyenne tendineuse non passagère - **601297298749**

MODÈLE DE STRUCTURE MUSCULAIRE

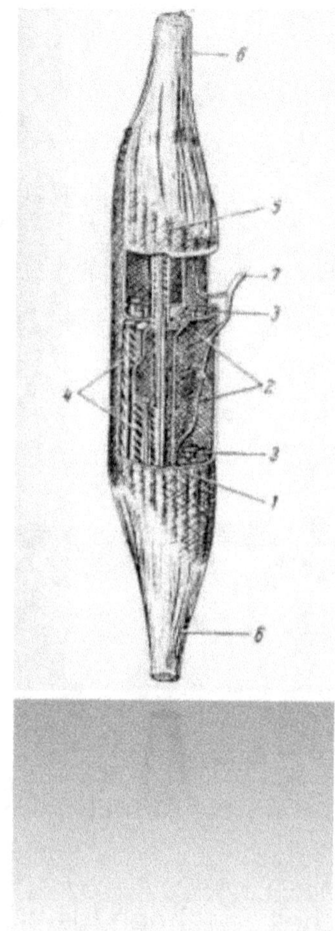

1. Périmysium externe (tissu conjonctif) – **514518319641**
2. Périmysium **interne -378549679891**
3. Faisceaux musculaires - **601291789749**
4. Adhérences fibreuses à faisceaux musculaires du périmysium interne - **386149279871**
5. Faisceaux musculaires faisant saillie sous le périmysium extérieur - **371291498647**
6. Tendon - **684371298714**
7. Artère - **389781298671**

STRUCTURE MUSCULAIRE

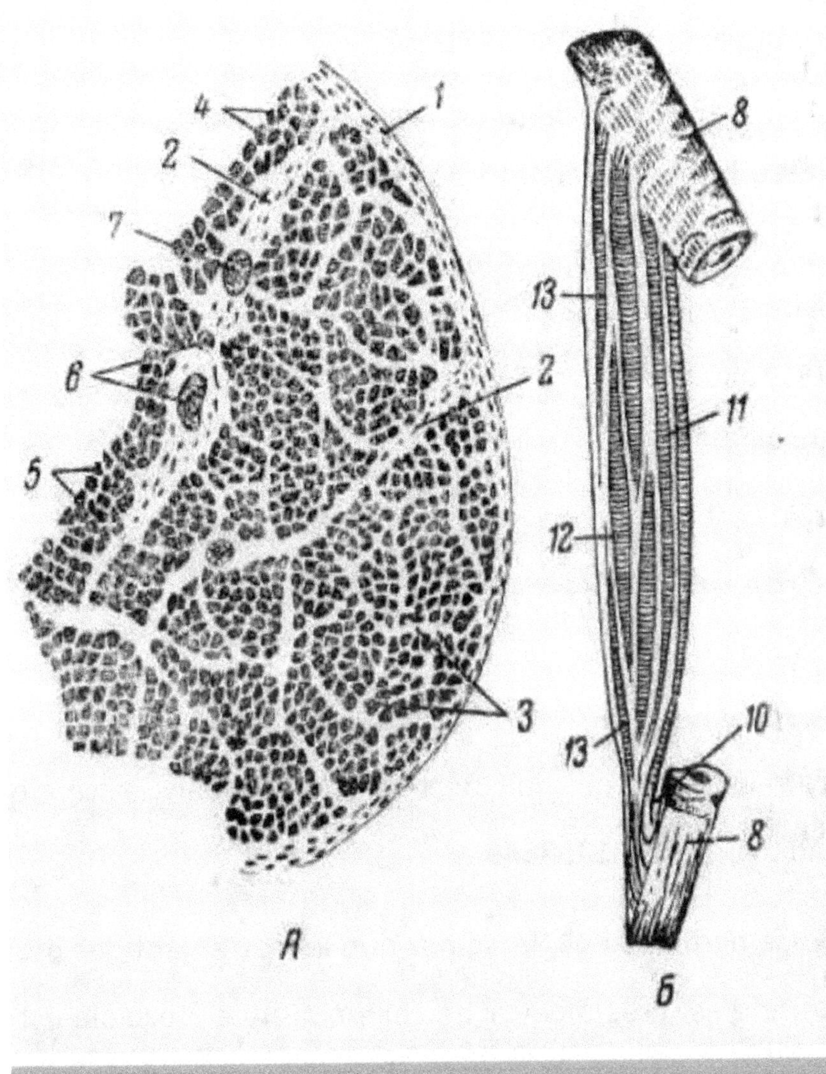

- A - Vtransversal

B - Vista longitudinal

1. - Etperimisio pimisio externe - **514518319641**

2. - Perimisil'interne   - **378549679891**

3. - Endomisium (tissu conjonctif lâche) – **536149298781**

4. - Capas de tissu conjonctif entre les fibres **50129129864**

5. - Fibres musculaires - 738541298749

6. - Artère – **389781298671**

Inone - **361218749891**

7. – Nerf - 531671219749

8. - Hes-enduit de périosteum - **371291298647**

9. - Comenzo du muscle tendineux - **684371298714**

10 - Bolsa muqueuse sèche - **318749218648**

11. – Par la fibre musculaire qui naît de l'os et passe dans le tendon, par les deux extrémités des tendons – **301291298649**

En utilisant la série de numéros **894,** imaginez que le frottement des muscles crée la vie et que tout l'organisme est créé à partir de celle-ci. La vie éternelle est dans l'homme. Étendez ces connaissances au chat en utilisant le numéro **8948879148.**

MUSCLES SUPERFICIELS DU CORPS DU CHAT

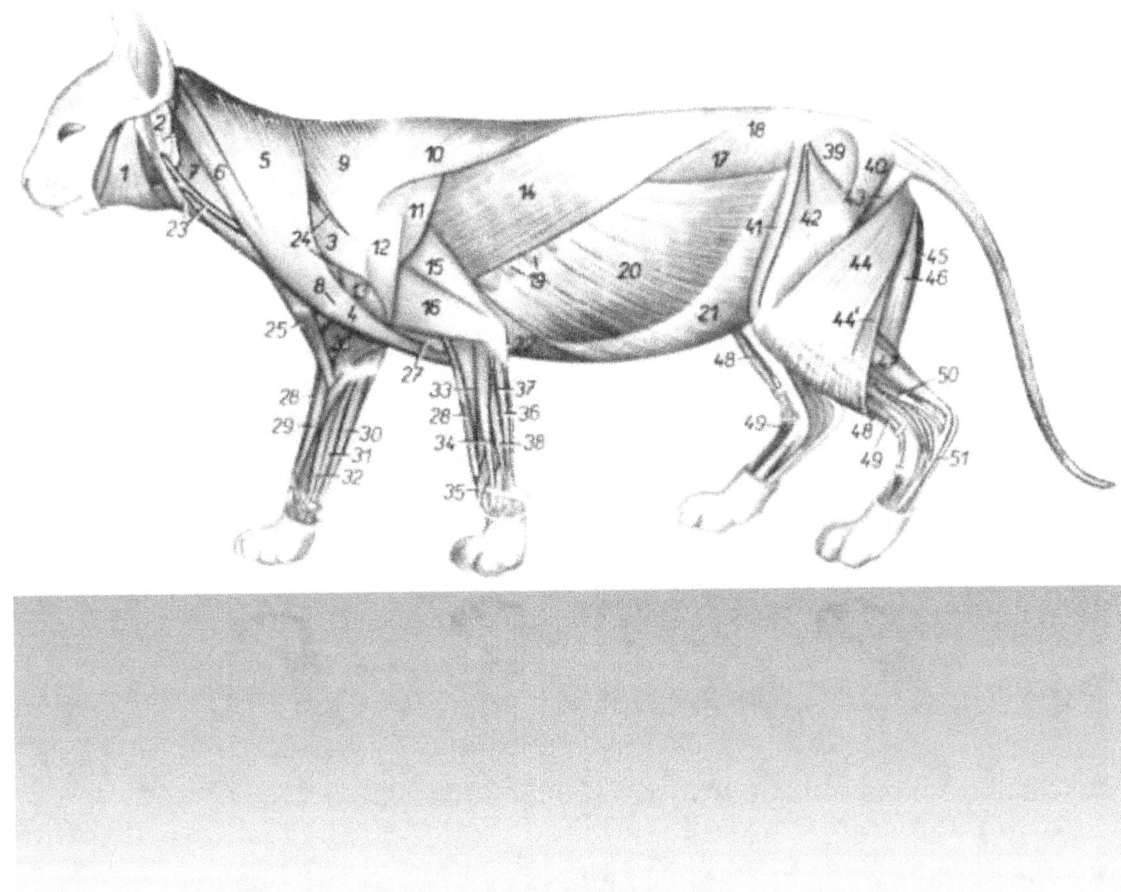

1. - Sphincter profond du cou **142641218748**

2. - Glande salivaire parotide - **514895478471**

3. - Muscle atlante de l'épaule - **591064789071**

4, 5, 6 - Muscle brachiocéphalique - **479851218564**

4. - Claviculaire-épaule - **368741298748**

5. - Partie claviculaire-cervicale - **318749218741**

6. - Part claviculaire-occipital - **364891298791**

7. - Muscle céphalique externe - **509601298741**

8. - Bande claviculaire – **504291319647**

9. - Partie cervicale du muscle trapèze - **306481298741**

10. - Partie de la poitrine du muscle trapèze - **108501209604**

11. - Muscle infra-épineux – **508741298648**

12. - Partie scapulaire du muscle deltoïde - **014291298741**

13. - Acromiaux partie du muscle deltoïde – **501269379841**

14. - Mlatissimus dorsi - **368541298749**

15. - Tête longue du muscle triceps de l'épaule - **378541598748**

16. - Tête latérale du muscle triceps de l'épaule – **609549289741**

17. - Muscle abdominal oblique interne – **385749285647**

18. - Fascia lumbo espinal - **318671298749**

19. - Muscle ventral serratus - **068741298748**

20. - Muscle abdominal oblique externe - **608548908749**

21.- Apostévrose du muscle abdominal oblique externe –   301294701479

22. - Muscle pectoral profond – **649741298748**

23. - Muscle ventral de l'oreille - **318747318549**

- Veine jugulaire externe - **147589786471**

24. - Muscle sus-épineux – **781216298741**

25. - Muscle brachiocéphalique droit - **479851218564**

26.- Muscle pectoral superficiel - **364891789648**

27. - Muscle interne de l'épaule - **168791298749**

28. - Muscle brachioradial (support de la voûte plantaire) – **318719219647**

29. - Prolongateur radial de poignet (à droite) – **316851219749**

30. - fléchisseur superficiel des doigts - **368541298749**

31. - Tête radiale du fléchisseur profond des doigts -**738581298649**

32. - Fléchisseur radial du poignet - **731291298647**

33. - Extenseur radial long du poignet (à gauche) - **316851219749**

34. - Extenseur de doigt commun - **318781218749**

35. - Ravisseur à long pouce - **389781298749**

36. - Rallonge au poignet du coude - **317581218498**

37. - Prolongateur spécial **doigt** - **641218519714**

38. - Prolongateur de doigt latéral - **368749289748**

39. - Gluteus medius - **501294278741**

40. - Muscle fessier superficiel – **364514218741**

41. - Muscle Sartorius - **301274298748**

42. - Tensor fascia **lata** - **381294201498**

43. - Ravisseur crânien de la jambe **inférieure** – **368541298781**

44. - Partie crânienne du muscle biceps fémoral – **193684298781**

44. - Partie caudale du biceps fémoral – **364891298781**

45. - Muscle semimembraneux – **019851269741**

46. - Muscle semitendinosus – **319081298641**

47. - Muscle du mollet – **304851019648**

48. - Muscle antérieur tibial - **508749539681**

49. - Extenseur long des orteils – **389749289647**

50. - Fléchisseur long du pouce – **641289539781**

51. - Fléchisseur superficiel de l'orteil - **348561298749**

MUSCLES SUPERFICIELS, VAISSEAUX ET NERFS DE LA TÊTE

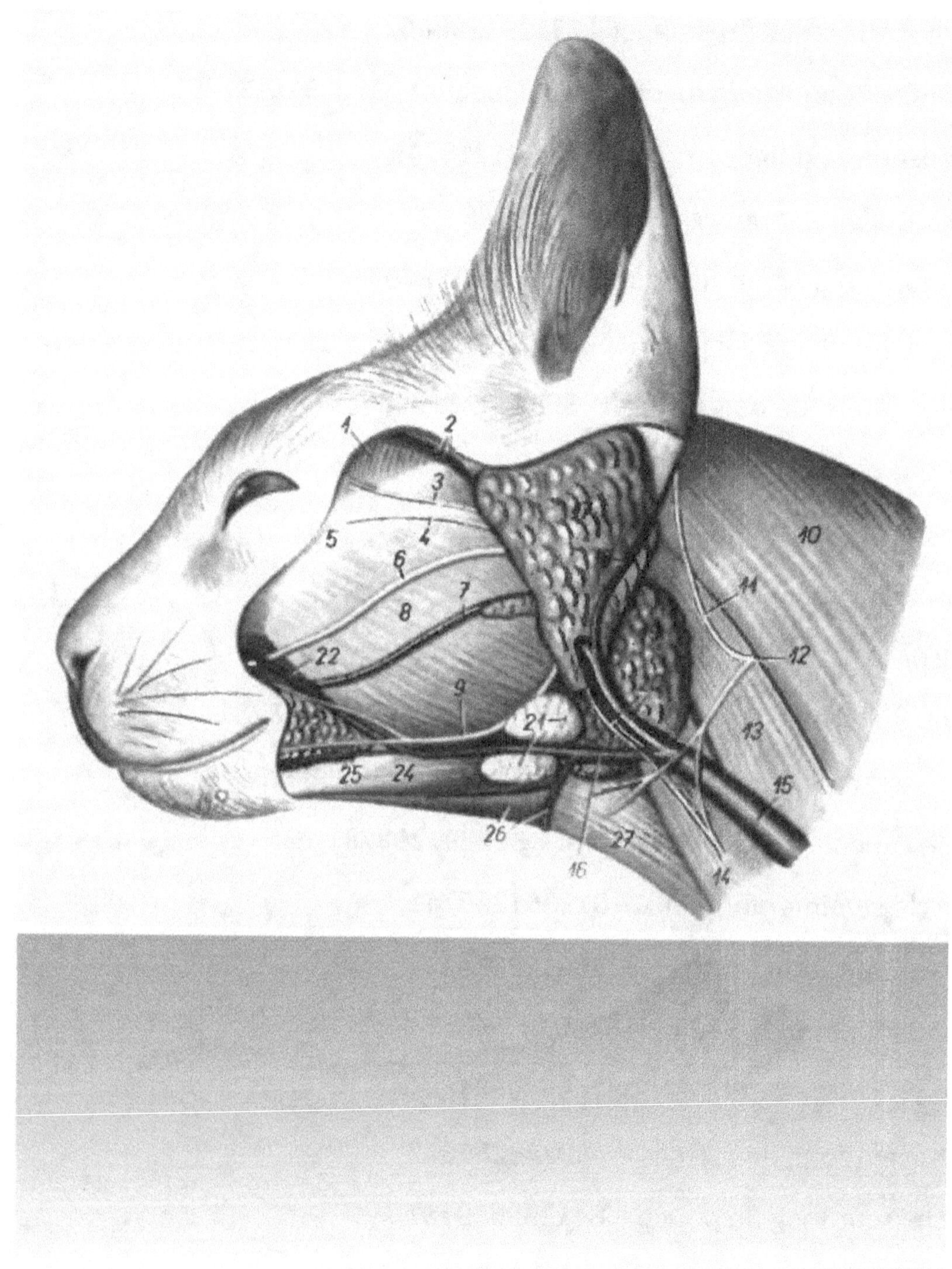

1 - Muscle temporal - **539781298641**

2 - Artère temporale superficielle – **369741298748**

Veine temporale superficielle - **361974298581**

3,4. - Nerf palpébral - **501604298741**

5. - Arc zygomatique - **368541219871**

6. - Nerf buccal dorsal - **508641219648**

7. - Canal parotide - **789501298649**

8. - Mastication musculaire - **309851298749**

9. - Nerf buccal ventral - **508741298641**

10. - Muscle claviculaire-cervical - **318749218741**

11. - Nerf caudal de l'oreille - **304549219641**

12. - II Nerf cervical - **064298594781**

13. - Muscle occipital externe - **504891294798**

14. - Muscle sternocléidomastoïdien - **318549649871**

15. - Veine jugulaire externe - **147589786471**

16. - Veine maxillaire externe - **509841208749**

17. - Glande parotide - **514895478471**

18. - Grande veine de l'oreille - **301548709849**

19. - Glándula sous-maxillaire - **368571298748**

20. - Branche cervicale du nerf facial - **314218519781**

Veine maxillaire interne – **589741298648**

21 - Gangli lymphatique sous-maxillaire - **368741218748**

22 - Vena facial - **019641219748**

23 - Grues gbucciques - **512681298748**

24 - Muscle digastrique - **148751219749**

25 - Veine labiale inférieure - **389781298749**

26 - Sone hyoides - **134861219781**

27 - Muscle sternothyroïdien - **168064198781**

MUSCLES PROFONDS, VAISSEAUX ET NERFS DE LA TÊTE

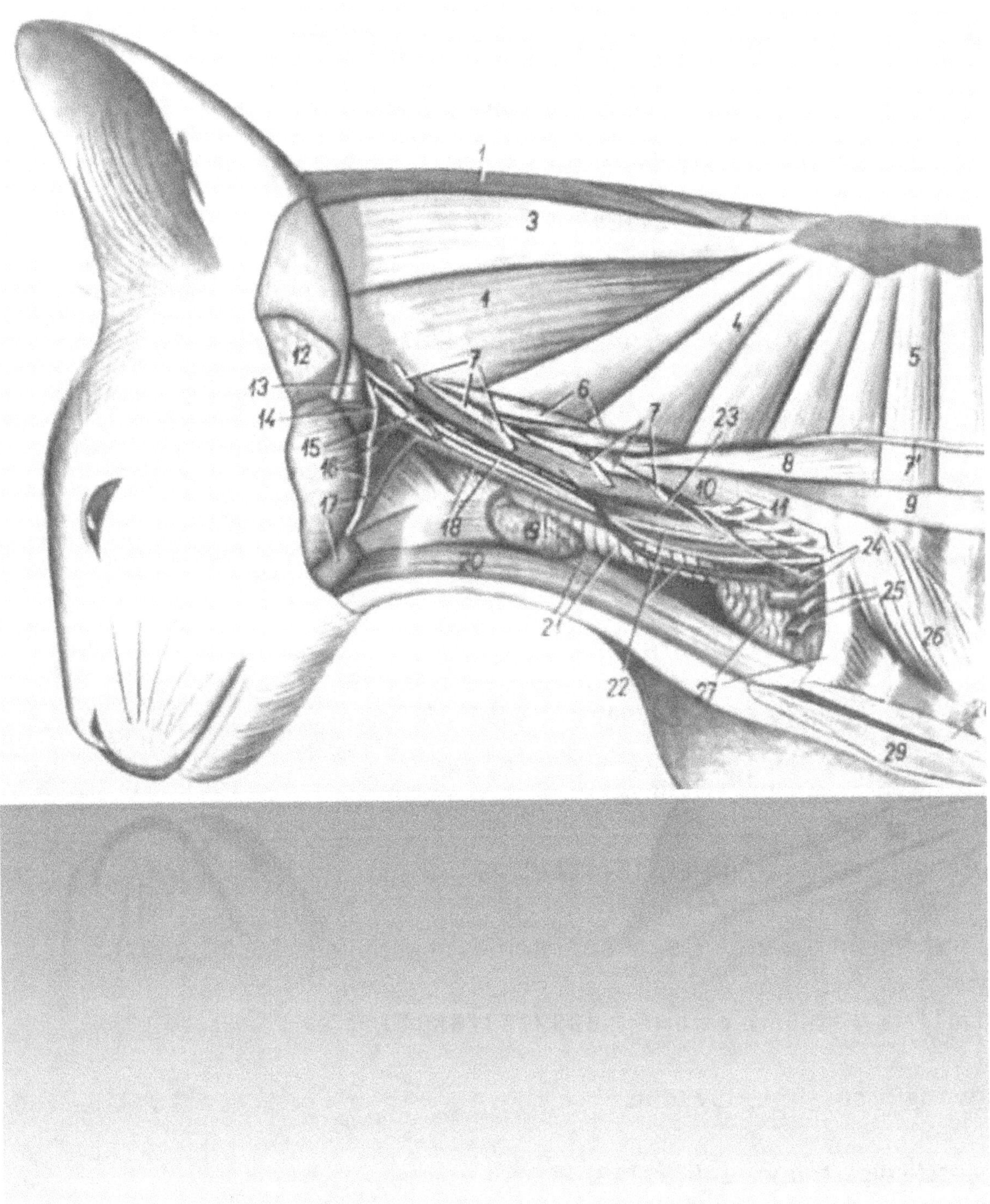

1. - Muscle patch - **185784219681**

2. - Partie cervicale du muscle rhomboïde - **108549219681**

3. - Partie de la tête du muscle patch - **38974129874**

4. - Partie cervicale du muscle denté ventral - **30984121974**

5. - Partie thoracique du muscle ventral serratus – **369841219748**

6. - Muscle transversal moyen - **124781298748**

7. - Nerfs cervicaux - **108548219641**

   Muscles transversaux ventraux - **084291274781**

7' - Nerf thoracique - **108501298748**

8, 9 - Muscle scalène supra-costal - **518314218514**

10. - Muscle scalène de la première côte - **618571218714**

11. - Plexus brachial - **537581218649**

12. - Glande parotide – **514895478471**

13. - Vessie osseuse - **368741298781**

14. – Ganglio cervical crânien - **318741219748**

15. - Enrouement desartères carotides internes et occipitales **361281298714**

16. - Lartéria maxillaire externe - **895713316894**

Nerf hypoglosse-385198571496

17. - Muscle digastrique - **148751219749**

   Artère linguale - **318541218719**

18. - Roteria carotidien **commun - 368741898714**

Nerf vague - **534891218749**

19. - Gthyroid lándula - **861489791859**

20. - Muscle sternothyroïdien - 168064198781

21. - Músculo esternotiroideo - **648791219718**

Tráquea - **568791298749**

Vingt-deux. - Tbeau ronflement - **361291298718**

Veine jugulaire interne – **389741298749**

23. - Oesophage - **639741298741**

24. - Nerf phrénique - **364581378369**

Veine jugulaire externe - **147589786471**

25. - Artère axillaire - **341278798741**

Veine axillaire – **374891298748**

MUSCLES DU MEMBRE THORACIQUE DROIT DU CHAT

(zone médiale)

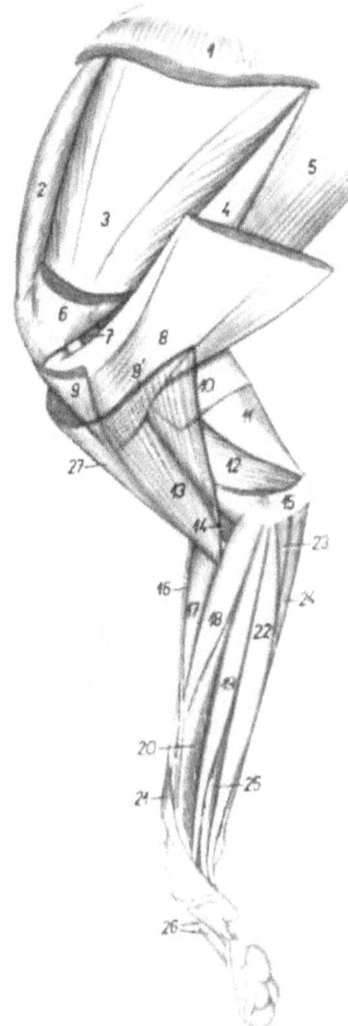

1. - Muscle ventral serratus – **068741298748**

2.- Muscle supra-épineux -**781216298741**

3.- Muscle sous-scapulaire – **318741218748**

4.- Grand muscle rond - **536894219741**

5.- Muscle grand dorsal - **368541298749**

6.- Muscle pectoral profond – **649741298748**

7. -Muscle coracobraqui - **315851219748**

8.- Muscle pectoral profond - **649741298748**

9.- Muscle pectoral descendant superficiel - **681294798748**

9' - Muscle pectoral transverse superficiel - **689781298748**

10. - Fasciade l'avant-bras - **369841298749**

11. - Clong épaule triceps muscle - **378541598748**

12. - Cbeza médial du muscle triceps de l'épaule - **368581298749**

13. - Biceps musculaires de l'épaule - **315897215648**

14. - Mmusculo de l'épaule - **648791298749**

15. - Muscle du coude - **381741218748**

16. - Support d'arclong s - **542741298748**

17. - Poignet radial E xtensor - **316851219749**

18. - Pronador redondo - 315645789718

19. - Lexor de poignet fradial - **731291298647**

20. - Cabeille radiale du fléchisseur profond des doigts - **738581298649**

21. - Unlong ducteur du premier doigt - **389781298749**

22. - Doigt superficielfexor - **368541298749**

23. - Cbea de l'épaule du fléchisseur cubital du poignet - **315714218715**

24. - Perlede coude C du fléchisseur cubital du poignet - **648741298749**

25. - Cbeza de l'épaule du fléchisseur profond des doigts - **361298791498**

26. - Xtenseur de doigt commun - **318781218749**

27 - **ème** - Músculo braquiocefálico – **479851218564**

MUSCLES, NERFS ET VAISSEAUX DE L'OMOPLATE ET DE L'ÉPAULE DROITE DU CHAT

(Surface latérale)

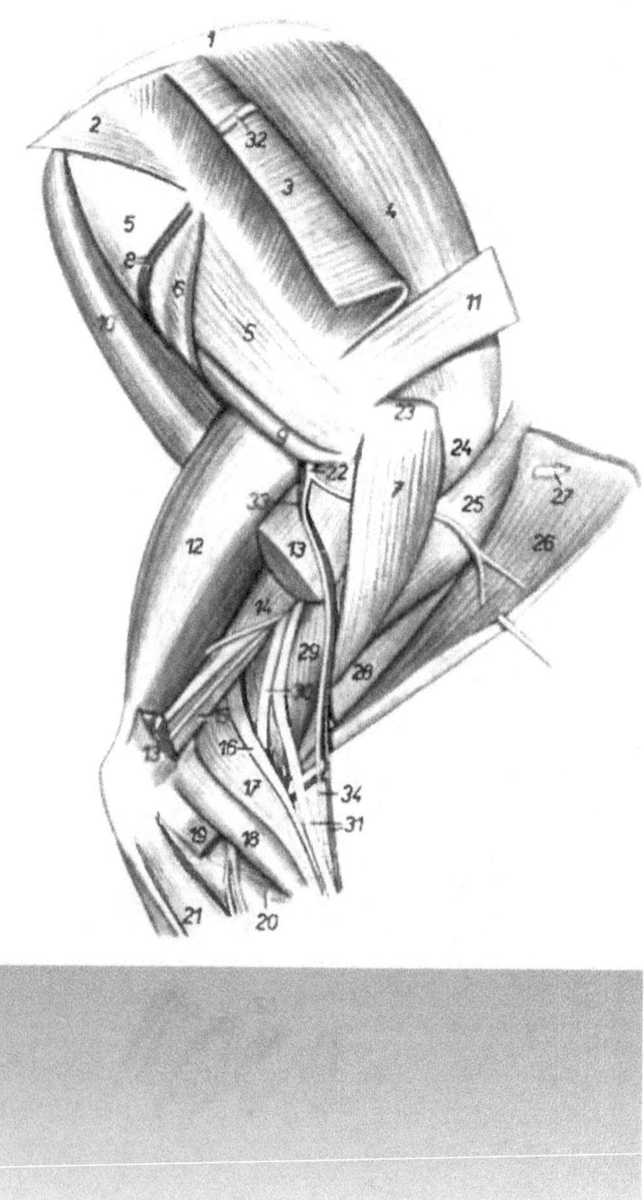

1. - Fiche - 897194218601

2. - Partie pectorale du muscle trapèze - **108501209604**

3. - Partie cervicale du muscle trapèze - **306481298741**

4. - Muscle sus-épineux - **781216298741**

5. - Muscle infra-épineux - **508741298648**

6. - Partie scapulaire du muscle deltoïde – **014291298741**

7. - Partie ACROMIALE du muscle deltoïde - **501269379841**

8. - Branches de l'artère scapulaire circonférentielle -   **571218718614**

   - Branches de la veine scapulaire circonférentielle - **754291781648**

9. - Petit muscle rond - **317548217419**

10. - Gros muscle rond - **536894219741**

11. - Muscle atlas-acromial - **518714218617**

12. - Tête longue du muscle triceps de l'épaule – **378541598748**

13. - Tête latérale du muscle triceps de l'épaule - **609549289741**

14. - Tête supplémentaire du muscle triceps de l'épaule - **698741298749**

15. - Muscle du coude - **381741218748**

16. - Muscle brachioradial - **318719219647**

17. - Prolongateur de poignet radial -**316851219749**

18. - Prolongateur de doigt commun - **318781218749**

19. - Extenseur latéral des doigts - **368749289748**

20. - Support Arc - **542741298748**

21. - Rallonge au poignet du coude - **317581218498**

22. - Nerf axillaire - **681298398748**

23. - Acromion - 194016598714

24. - Grand tubercule de l'humérus - **513893698741**

25. - Musculo pectoral superficiel - **364891789648**

26. - Muscle brachiocéphalique - **479851218564**

27. - Clavicule - **368541298748**

28. - Muscle biceps de l'épaule - **315897215648**

29. - muscle de l'épaule - **648791298749**

30. - nerf radial profond - **509601209894**

31. - nerf radial superficiel - **649591298749**

   - veine saphène – **301294701898**

32. - **branche** dorsale de la branche externe du nerf accessoire - **369061298781**

33.   - veine axillaire-brachiale - **361219819417**

34.   - Nerf cutané crânien de l'avant-bras – **519841219748**

MUSCLES DES PATTES DU MEMBRE PELVIEN DROIT DU CHAT

(surface latérale)

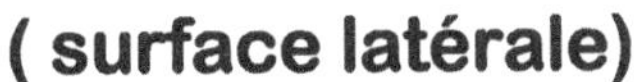

1. - Tendon du muscle triceps de la jambe inférieure – **318741219819**

2. - Tendon du fléchisseur superficiel des doigts - **518714218748**

3. - Fléchisseur à doigts courts - **649517219849**

4. - Fléchisseur long du premier doigt - **641289539781**

5. - Tendon fléchisseur profond des doigts - **537581298648**

6. - muscle péronier court – **715841219849**

7. - extenseur latéral des doigts – **368749289748**

8. - Tendon du long muscle péronier - **317548989647**

9. - Extenseur de doigt long - **389749289647**

10. - Muscle tibial crânien - **018541218749**

11. - Ligament transverse proximal de la jambe - **361948598741**

12. - Ligament tarsien transverse distal - **381219749891**

13. - Calcanéum - **061281298748**

14. - Tibia - **109849598647**

15. - Ravisseur de doigt V - **687371298498**

16. - Muscle interosseux - **545371298748**

17, 18, 19 - doigts extenseurs courts - **618517319891**

20. - Miga meta tarsal - **361291298718**

21. - Doigts – **392871298741**

SCHÉMA DE LA STRUCTURE DE LA PEAU AVEC LES CHEVEUX

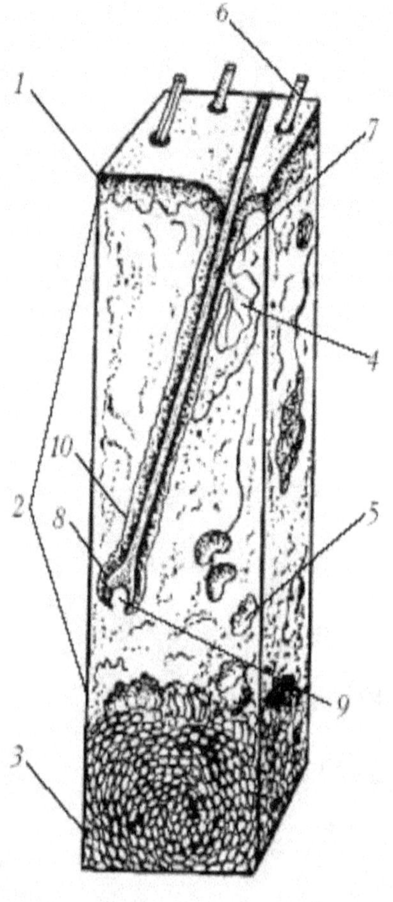

1. - Épiderme - **518647219719**

2. - Derme - **182641218712**

3. - Couche sous-cutanée - **217549218641**

4. - Glandes sébacées - **318546219749**

5. - Glandes sudoripares - **316218516419**

6. - Cheveux - **534821218741**

7. - Racine de cheveux - **364891298748**

8. - Follicule pileux - **648741219748**

9. - Papille capillaire - **364291298741**

10. - Bourse - **549681219719**

PATTES CAT

a - Avant

b - Ados

1. - Frottis de doigts - **516491219891**

2. - Coussinet métacarpien - **318741219641**

3. - Primaire D edo - **849541219641**

4. - Bracelet - **831549219641**

5. - Unméta tarsien lmohadilla – **364841219741**

SCHÉMA DE LA STRUCTURE D'UN NEURONE

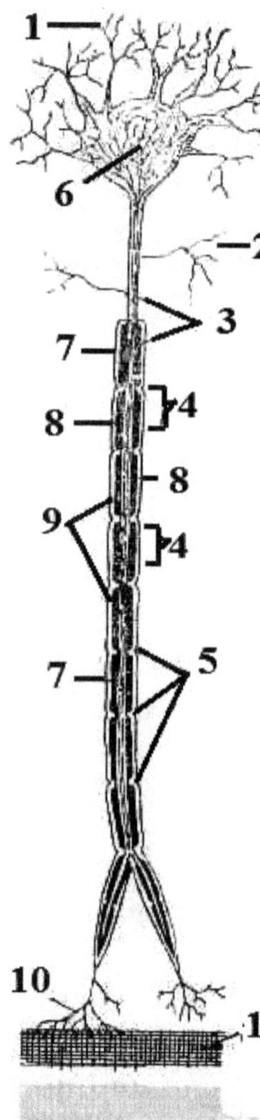

1. - Dendritas - **891249298741**

2. - Unxon collatéral - **364891548741**

3. - Axón - **519649298741**

4. - Gaine de myéline - **316498516471**

5. - Interceptions Ranvier - **589741298748**

6. - Corps neuronal - **364291298748**

7. - Neurógena - 849549298741

8. - Myéline aina V- **581218649741**

9. - Cellules cellulaires de Schwann - **589781298641**

10. - Terminaison du nerf effecteur - **368971298741**

11. - Fibra musculaire - **589698598741**

DIAGRAMME D'ARC DE RÉFLEXION – 368548298741

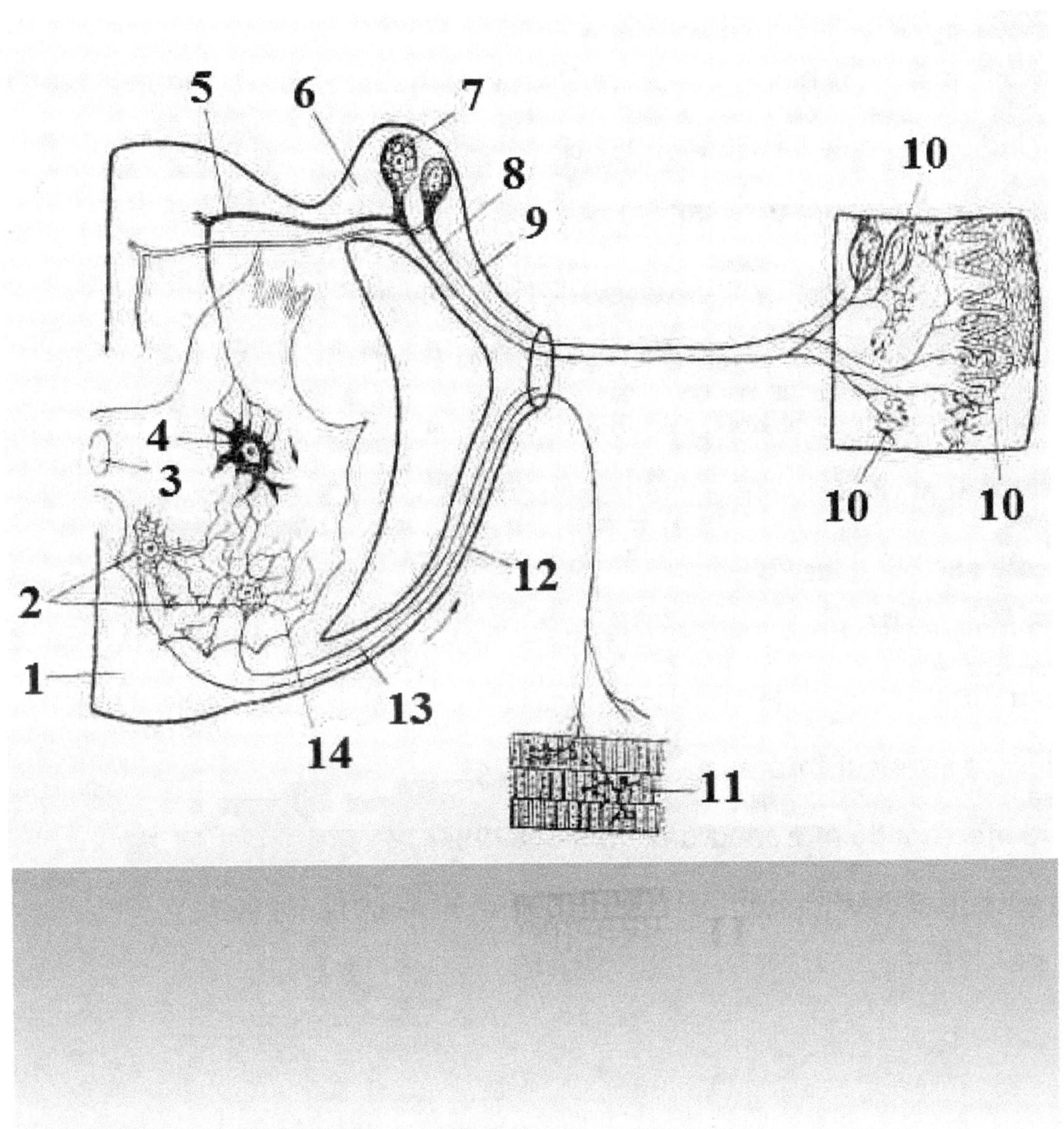

1. - Ustance blanche de la moelle épinière - **598721218641**

2. - Cuerpos motoneurones (cornes inférieures de matière grise) - **548648798541**

3. - c- Rachidienne anale C- **898648598718**

4. - Euronan intérimaire - **398648598718**

5. - Frottement centrald'un neurone sensoriel - **591298391641**

6. - Ganglio rachidien - **394561298781**

7. - Neurones sensibles - 598681298581

8. - Frottement périphériqued'un neurone sensible - **368781298548**

9. - Nerf spinal supérieur (sensible) - 515649219561

10. - Terminaisons(récepteurs) sensibles à l'arias V dans la peau - **546891298748**

11. - Erminations motrices (effectrices) dans le muscle strié - **539649898741**

12. - Columna inférieur (moteur) - **589749598741**

13. - Fibra efectora du motoneurona - **398648798541**

14. - Récepteurs Fibras (dendrites) du motoneurone – **891249298741**

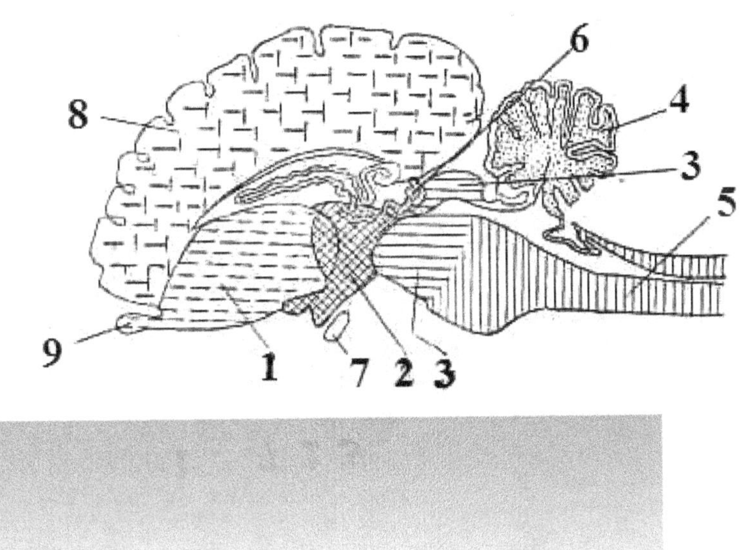

Sections du cerveau

1. - anglio basal du télencéphale - **851648298781**

Deux d'entre eux. - Diencéphale - **398749598648**

3. - Mésencéphale - **364891298581**

4. - Cervelet - **398581298641**

5. - Bulbe allongé - **318581298741**

6. - Epífisis - **364804298541**

7. - Hypophyse - 309549268748

8. - Imperméable - **368381298781**

10. - Bulbes olfactifs – **319685369871**

PITUITAIRE

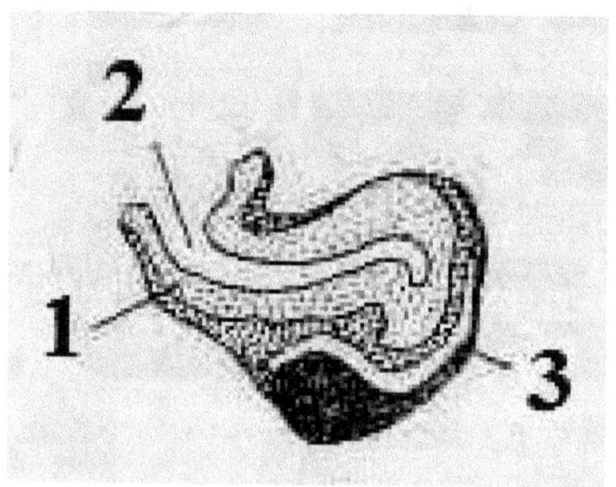

1. - Entonnoir - 314291298641

2. - Cavité en entonnoir - **368781298549**

3. - Cavité hypophysaire – **368594397891**

MÉNINGE

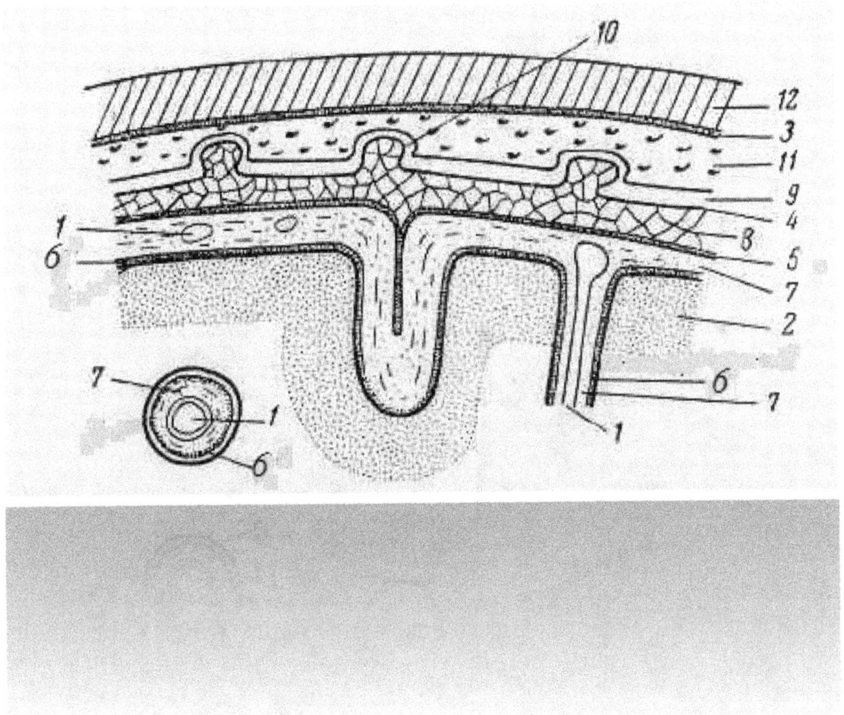

1. - Vaisseau sanguin - **519364219874**

2. - Cortex cérébral - 368581298741

3. - Dura mater - 301249608541

4. - Coquille arachnoïdienne - **394061298584**

5. - Piamadre - 360501298649

6. - Pia Mère Intime - **348549298741**

7. - Pial et espaces gliaux - **368371298491**

8. - Espace subarachnoïde - **364851298741**

9. - Espace sous-dural - **368749298541**

10. - Granulaciones paquiónicas - 391849291648

11. - Duramater - **361298598741**

12. - Bos oveda du crâne – **319619898749**

MÉDULLAIRE SPINALE - 398741298648

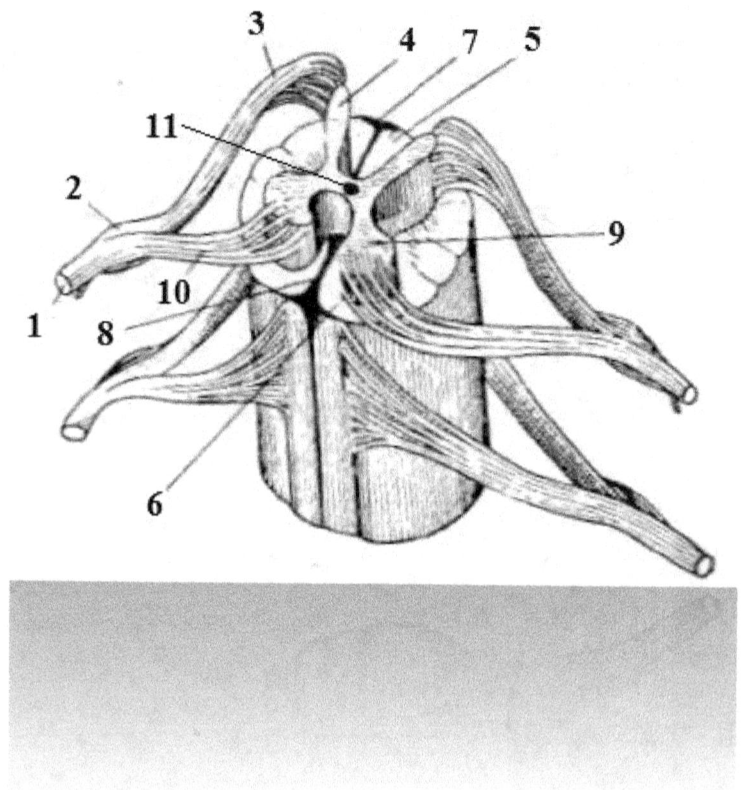

1. - Nervio espinal - **128541298781**

2. - Ganglio espinal - **394561298781**

3. - Raíces superiors - **538649298741**

4. - Moelle grise supérieure - **541298641789**

5. - Médula blanca (sa poutre supérieure) - **689581298641**

6. - Mwhite dule (poutre inférieure) - **364291598781**

7. - Ranoure longitudinale supérieure - **318546218749**

8. - Ranoure longitudinale inférieure - **398781298649**

9. - Basse moelle grise - **319061219871**

10. - Racines inférieures du nerf spinal – **589791298641**

11. - Canal central - **898741218748**

Système nerveux périphérique - **518601219749**

Système nerveux autonome (autonome) - **319549719841**

Organes sensoriels ou analyseurs - **360549298741**

Organe de la vision, ou analyseur visuel – **589748594648**

LA STRUCTURE DE L'ŒIL DE CHAT

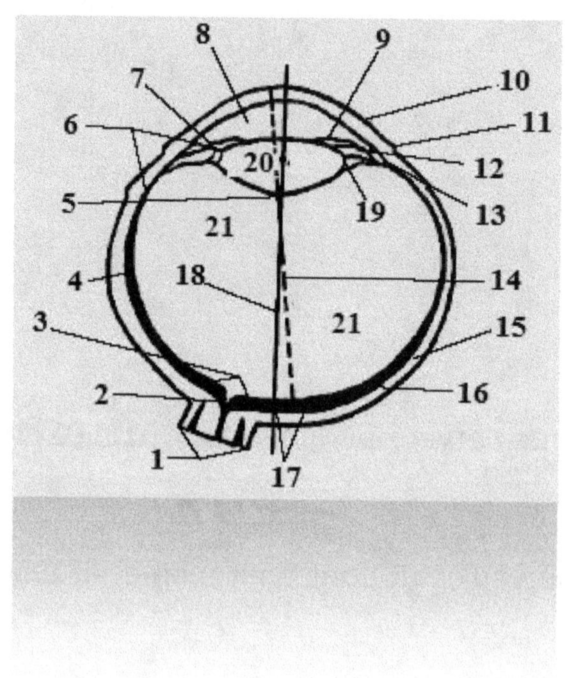

1. - Nerf optique - **519681219748**

2- - Plaque treillis - **319781219648**

3. - Pile Pdu nerf optique - **589741298748**

4. - Rétine - **169848519741**

5. - Espace pour lentilles - **819061519674**

6. - Ciliaire de Cuerpo - **854741298749**

7. - Caméra arrière - **564871749849**

8. - Caméra frontale - **689748569471**

9. - Iris - **318541218479**

10. - Cornée - 314861749568

11. - Conjonctive - 508541298641

12. - Canal Schlemm - **316581219748**

Trente-trois. - Ciliaire M ureculo - **308548698741**

14. - Axe visuel - **854391218549**

15. - Esclerótica - **684371218749**

16. - Coroides - **849561218749**

17. - Mlarge jaune - **018546848741**

Huit d'entre eux. - Andoptical je - **469871219648**

19. - Ligaments zen - **318546219748**

20. - L'institution - **581647218741**

21. - Côte vitreous – **019684298749**

PEINTURE DU FOND D'ŒIL

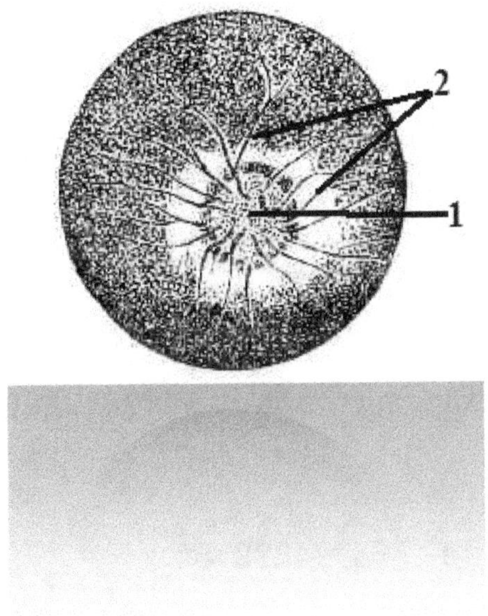

1. - Pile Pdu nerf optique - **589741298748**

2. - Vasos de la rétine (artères et veines) – **589748598647**

ORGANE DE VISION

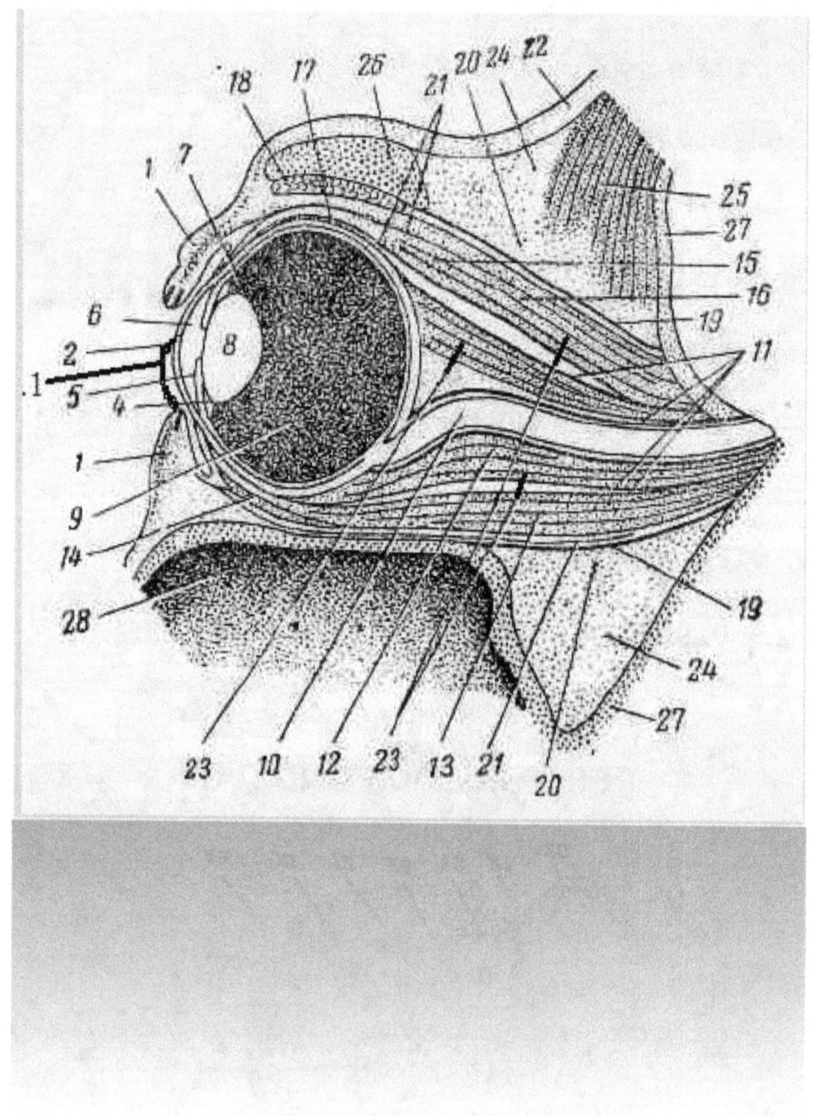

1. - P rpado supérieur et inférieur - **364851298741**

1 - 1 - Paupière Tercer (membrane nictitante) - **589741289648**

2. - Cornée - **584601294874**

3. - La coquille du globe oculaire - **368794298784**

Quatre, quatre, quatre. - Cuerpo ciliaire - **685794219894**

5 - ème - Dans leriz - **319781219648**

6. - Chambre antérieurede l'œil - **368941298748**

7. - Glass PPot - **589781298641**

8. - L'institution - **649501298748**

9. - Tube vitreux - **589741298748**

10. - Nerf optique - **519681219748**

11. - Bande - **361298297498**

12. - Rétracteur oculaire - **641297548974**

18. - Musculo œil ventral direct - **314891219648**

14. - Muscle ventral oblique de l'œil - **368798596498**

15. - Mmusculo rectus dorsal de l'œil - **371294589748**

16. - Elifting interne de la paupière supérieure - **361218314598**

17. - L'extrémité du muscle oblique dorsal de l'œil - **681294391794**

18. - Ganglure lacrymale - **509749894316**

19. - Orbite péri - **379849298647**

20. - Fascia superficiel - **348561298749**

21. - Tabiques fasciales intermusculares **- 378541298749**

22. - Cuero - **681247298741**

23. - Mscules du globe oculaire - **314894219648**

24. - Graisse orbitaire supplémentaire - **319781219748**

25. - Muscle temporal - **539781298641**

26. - Frottement zygomatique de l'os frontal - **531851219648**

27. - Os Pared - **584291298741**

28. - Set la mâchoire - **361218519748**

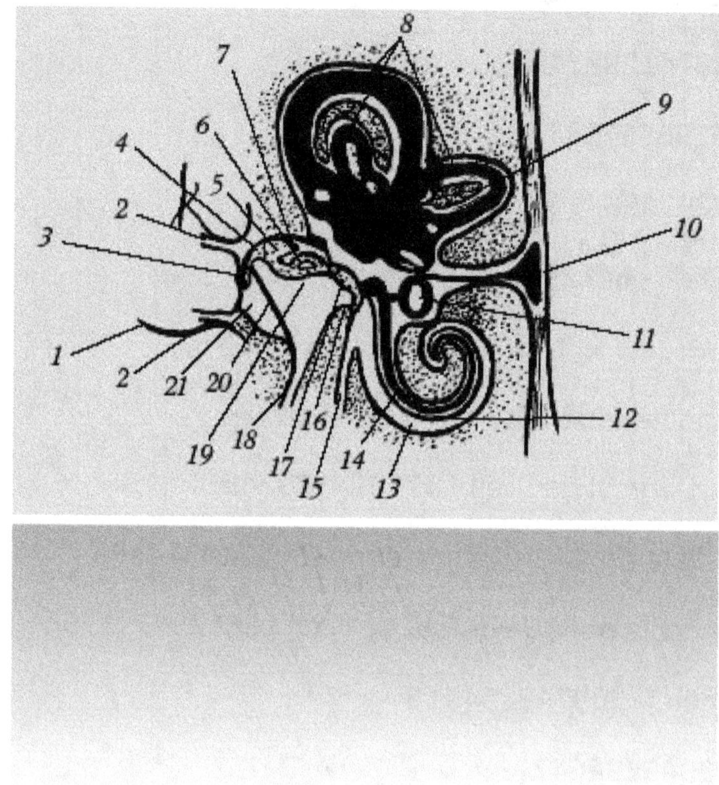

Schéma des organes de l'équilibre et de l'audition:

1. - Oreillette - **859649298748**

2. - Conducto auditive etxterno - **108546489781**

3. - Membrane timpánica - **694891298749**

4. - Marteau - **681294514297**

5. - Enclume - **596789067918**

6. - Muscle Étrier - **318581291694**

7. - Étrier - **589781298648**

8. - Canaux semi-circulaires - **501294219841**

9. - Sac ovale - **601298598741**

10. - Canal endolymphatique et sac dans l'alimentation en eau du vestibule - **369841298748**

11. - Un sac rond avec seuil de rentabilité - **501294298741**

12. - Escargot membraneux - **368571298749**

13. - Échelle à tambour - **379898368748**

14. - Hall d'escalier - **361294298741**

15. - Plomberie Caracol - **689741298719**

16. - Fenêtre d'escargot - **316581219648**

17. - Couverture - **194218498718**

18. - Tube auditif osseux - **368541298749**

19. - Os lenticulaire - **601294298741**

20. - Tenseur tympan - **361298518748**

21. - Cavité tympanique – **019361219648**

Orgue olfactif - 898749219641

Organe du goût – 316581219647

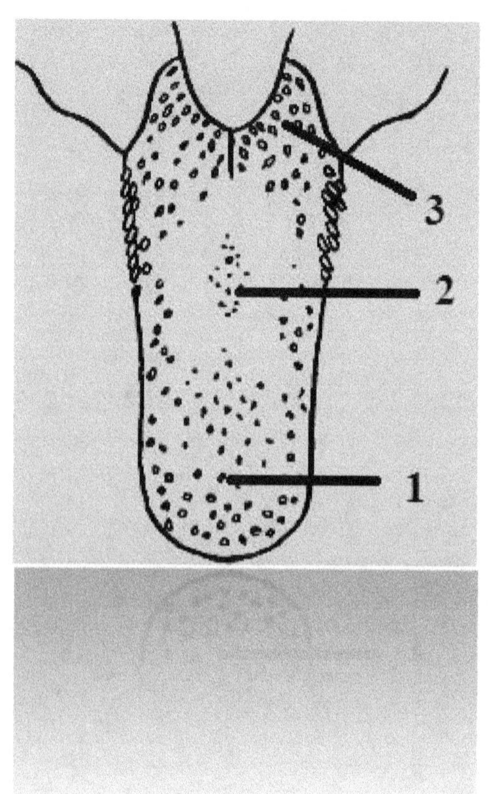

LANGUE DEL CHAT

1. - Là la pointe de la langue - **536841298741**

2. - Lecorps de la langue - **369891298748**

3. - Lde la langue – **589748298641**

SCHÉMA DE LA STRUCTURE DES PAPILLES DE LA LANGUE

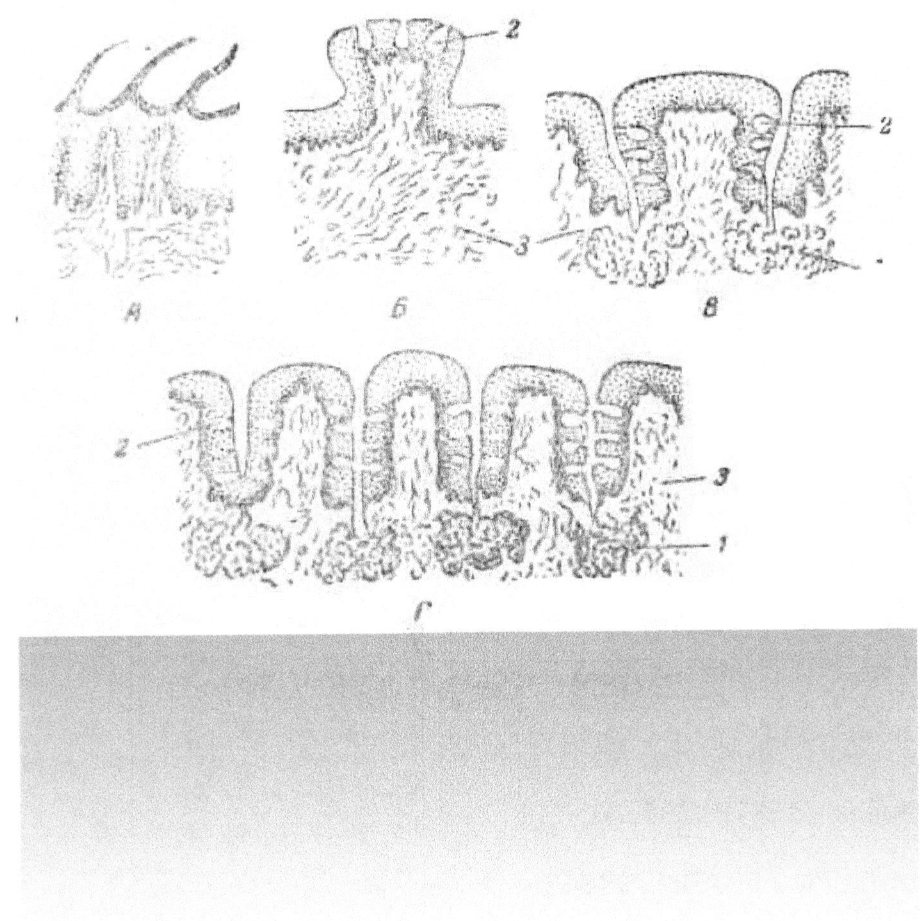

A - Prasages filiformes - **518571298641**

B - Papilas fungiformes - **369851579891**

B - Pempilements en forme de rouleau - **318671218749**

D - Pilesfoliacées P - **318514219617 1,** Glandes - 318781218749

2 - Piles de goût P - **589749569891**

3 - Tejido conectivo – **548741218316**

Organe du toucher - **584361219871**

ORGANES INTERNES D'UN CHAT - 317294518518

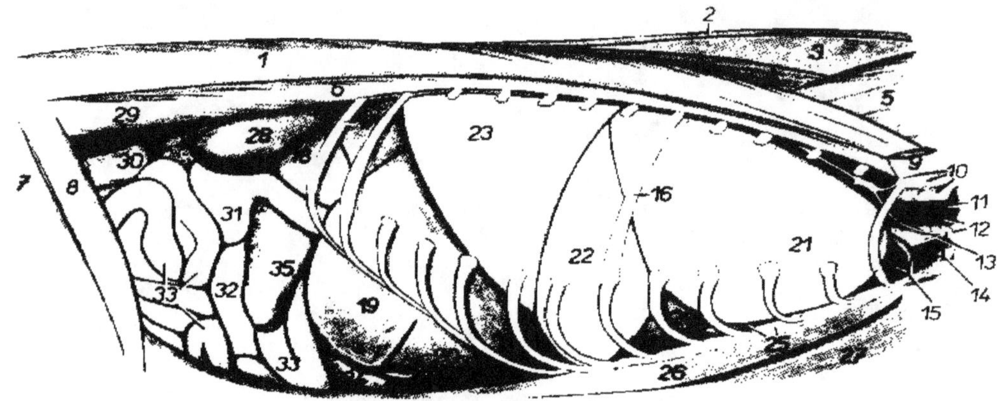

Organes internes d'un chat (sur le côté droit)

1. - Le muscle le plus long du dos - **589781298648**

2. - Muscle trapèze - **368781298741**

3. - Músculo romboide - **589781298641**

4. - Muscle épineux et semi-épineux du dos - **316498598741**

5. - Patch musculaire - **185784219681**

6. - Muscle iliocostal - **314851219648**

7. - Tenseur fascia lata - **381294201498**

8. - Muscle tailleur - **301274298748**

9. - Là la partie cervicale du muscle denté ventral - **309841219748**

10 - Plire braquial - **537581218649**

Muscle scalène de la première côte - **618571218714**

11. - Musculo longueur du cou - **689741298748**

12. - Esófago – **639741298741**

Trachée - **568791298749**

13. - Nerf vague - **534891218749**

Coffre sympathique - **361291298718**

14. - Vena jugulaire commune - **349671219691**

Unertéria carotidienne commune - **368741898714**

15. - Unertéria axillaire - **341278798741**

Vun axiulaire – **374891298748**

16. - VI côte - **398781298641**

17. - XIII costilla - **368501898749**

18. - Rareté caudadedu foie - **689741298748**

19. - Artère latérale droitedu foie - **368748598741**

20. - Hautbo moyen droitdu foie - **389741298648**

21. - Lobe apicaldu poumon - **589781298648**

22. - Obulus cardiaque du poumon - **587498648741**

23. - Lobe diaphragmatique du poumon - **501684298748**

24. - Cœur - **584361298748**

25ème - Timo - **531298749648**

Sternum - **689713519814**

26. - Muscle pectoral profond - **649741298748**

27. - Musculo pectoral superficiel - **364891789648**

28. - Rein droit - **601298749271**

29. - Right URéter - **496891298741**

30. - Part descendant du côlon - **316898719748**

31. - Duodénum - **318549298749**

32ème - InLeon - **364891298749**

33. - Andejune - **368549378541**

34. - Estomac - **389781298749**

35. - Aveugle – **389601298749**

ORGANES INTERNES DU CHAT (SUR LE CÔTÉ GAUCHE)

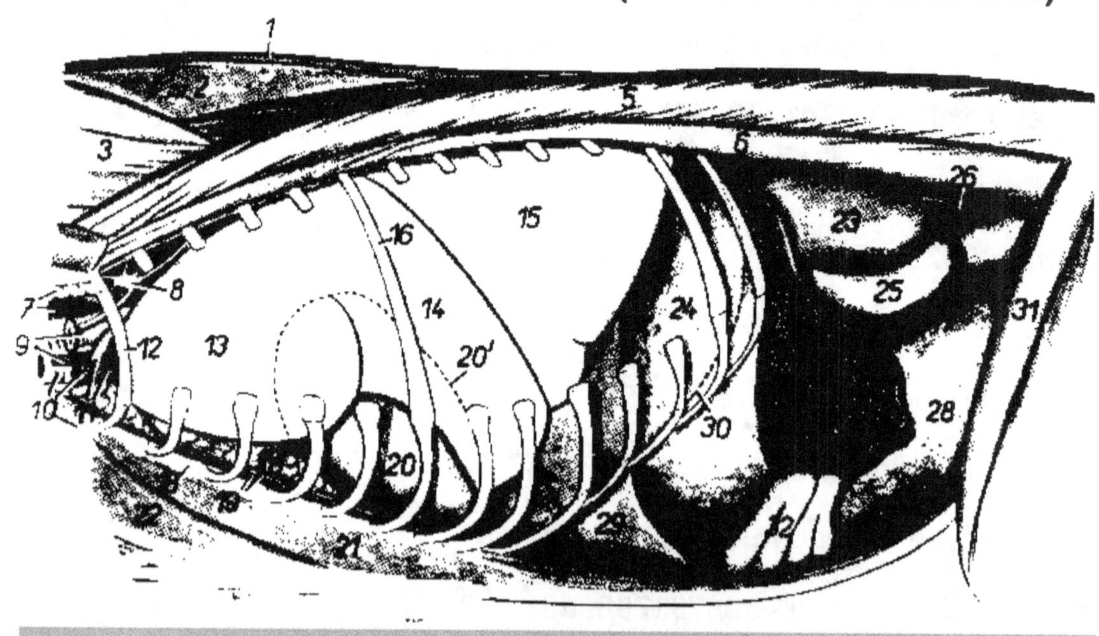

1. - Trapèze musculo - **381274298648**

2. - Rhomboïde musculo - **589781298641**

3. - Patch musculaire - **185784219681**

4. - Muscle épineuxet semi-épineux du dos - **378581298641**

5. - Muscle longdu dos - **589781298648**

6. - Muscle côtier ilio - **314851219648**

7. - Plexus brachial - **537581218649**

    Mmusculo longueur du cou - **580549298741**

8. - Ganglion étoilé - **301294298641**

9. - Artère carotide commune - **368741898714**

    Esófago - **639741298741**

10. - Veine jugulaire commune - **349671219691**

    Trachée - **568791298749**

11. - Unertéria axillaire - **341278798741**

    Vun axiulaire – **374891298748**

12. - I costilla - **194298746581**

13. - Lobe apicaldu poumon - **589781298648**

14. - Obulus cardiaque du poumon - **587498648741**

15. - Lobe diaphragmatique du poumon - **501684298748**

16. - VI côte - **398781298641**

17. - Timo - **531298749648**

18. - Esternón - **689713519814**

19 - Unertéria et une veine thoracique interne - **519691298791**

20 - Coeur - **584361298748**

20' - Projection cardiaque - **514298749291**

21 - Muscle pectoral profond - **649741298748**

22 - Musculo pectoral superficiel - **364891789648**

23 - Rein gauche - **601298749271**

24 - Estomago - **389781298749**

25 - Partie dèscendante du côlon - **318791218648**

26 - Uretère gauche - **496891298741**

27 - Rate - **519891219648**

28 - Vejiga - **316898517291**

29 - Hígado - **368549298741**

30 - Ligne de fixation du diaphragme - **304861298741**

31 - Smuscle star - **301274298748**

32 - Etejune – **318548748741**

SYSTÈME DIGESTIF – 368541589681

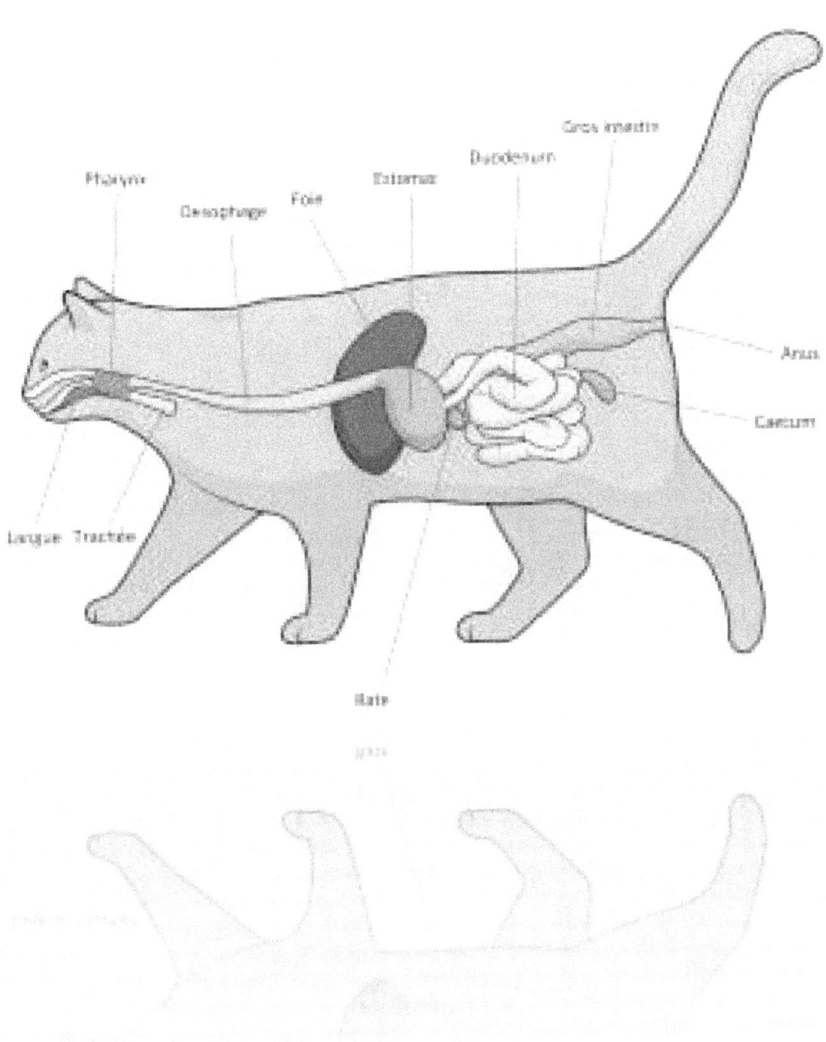

Gorge – **369714218748**

Oesophage – **639741298741**

Cavité buccale - **684291298748**

Lèvre supérieure - **531649271849**

Lèvre inférieure - **368581219491**

Joues – **836471298514**

Langue - **598791498642**

Dents - **601298549741**

Caoutchoucs - **589741298361**

Paladar hard - **309891298648**

Paile souple - **501294298749**

Glandes salivaires - **369891298749**

Amygdales – **304541589748**

Zev – **306589298741**

DENTS DE LA MÂCHOIRE SUPÉRIEURE ET INFÉRIEURE D'UN CHAT

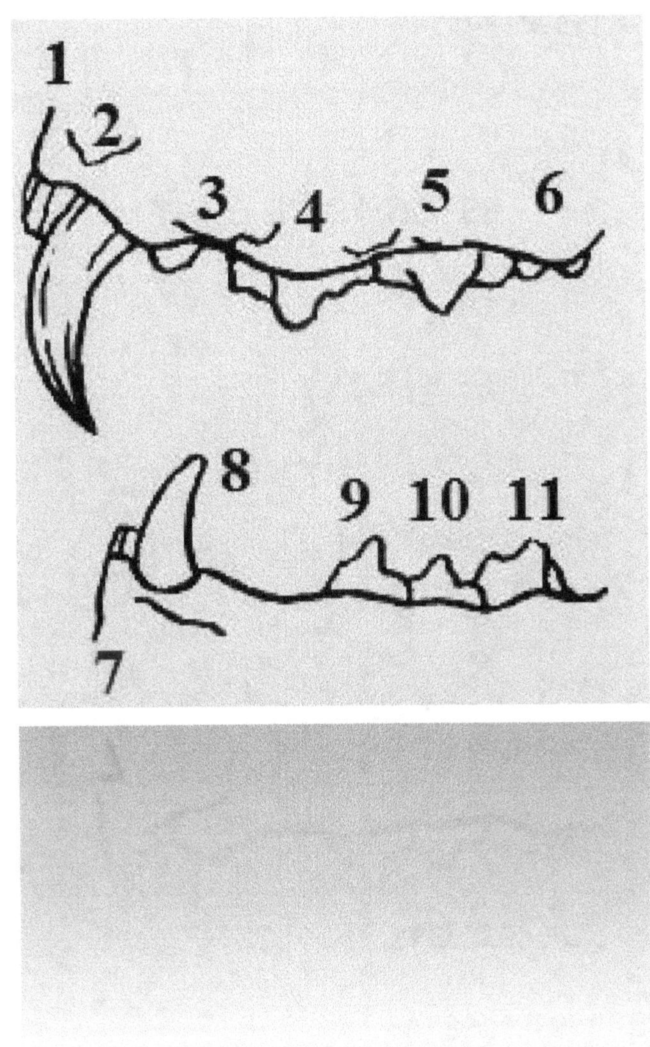

1. - Principes supérieurs - **196368519781**

2. - Canino superior - **369748519781**

3, 4, 5 - Pbéliers supérieurs - **168745319849**

6. - Mpotier supérieur - **375184219649**

7. - Lowerl ncisivos - **518364219748**

8. - Canine inférieure - **584291218748**

9, 10. - Prémolaires inférieures - **368741298748**

11. - Molaire inférieure - **848741298748**

ESTOMAC DE CHAT

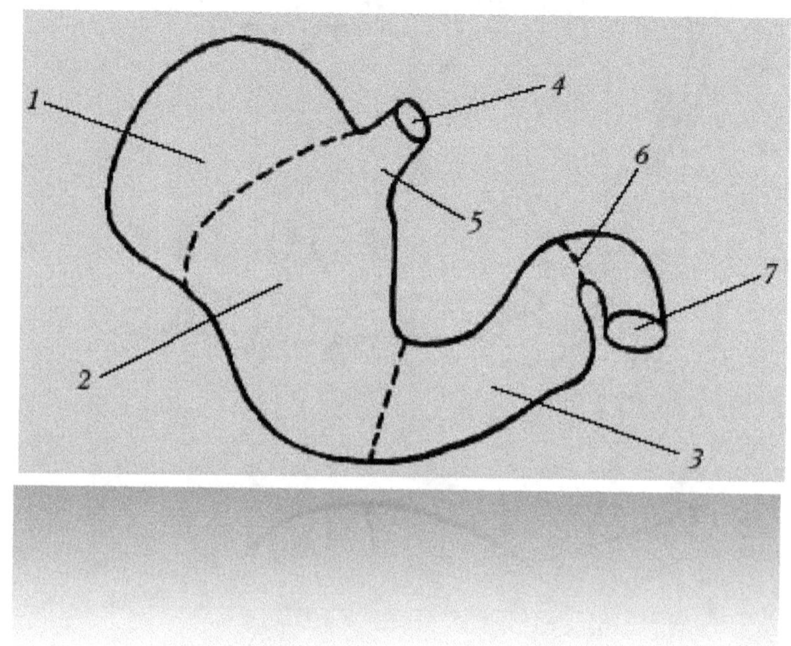

1 - Lau bas de l'estomac - **518549368371**

2 - Lecorps de l'estomac - **368581298748**

3 - Cmollesse de l'estomac - **368581298748**

4 - Esófago - **639741298741**

5 - Cardinal Region - **898541298741**

6 - Portero - **748641298748**

7 - Duodeno – **318549298749**

SYSTÈME RESPIRATOIRE – 369781298741

Nez - **178549378581**

Fosses nasales - **364581298748**

Larynx - **519684319782**

Trachée - **568791298749**

Poumons – **368749219061**

LA STRUCTURE DE L'ACINUS DU POUMON.

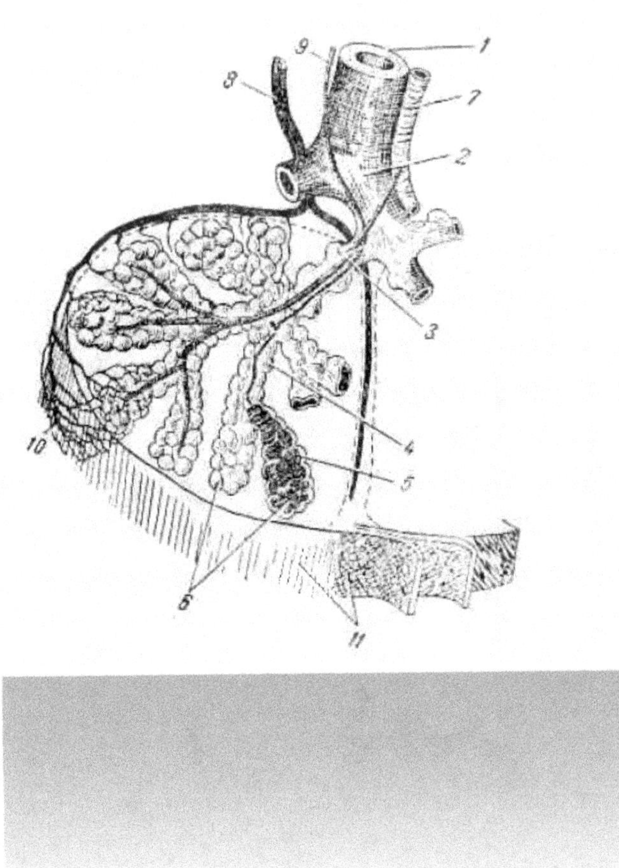

1. - Ronflement (bronche intralobulaire) - **368581298741**

2. - Bronquiolo finale - **581294369741**

3. - Bronquiolo alvéolaire - **509748569741**

4. - Cours alvéolaire - **589781298649**

5. - Saco alvéolaire - **319741298749**

6. - Alvéolos - **584361298749**

7. - Arteria - **587581298647**

8. - Enun – **364564898741**

9. - Nervio - **309895369741**

10. - Red capillaire - **509641298748**

11. - Capas de tissu conjonctif - **304891294571**

SYSTÈME CARDIOVASCULAIRE - 569748598747

SYSTÈME CIRCULATOIRE - 584321694788

CŒUR – 584361298748

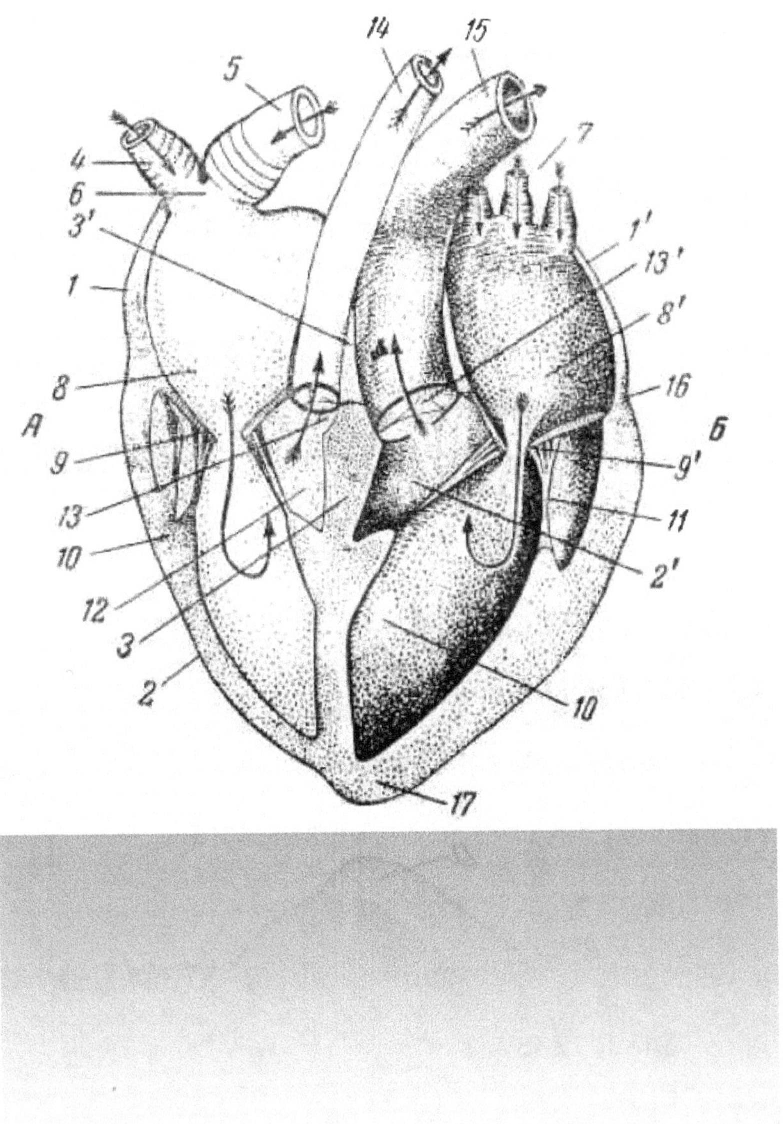

Schéma de la structure du cœur

A - Mitad droit

B - Mouvement du cœur gauche

1 - Trio droit - **685748598741**

   Untrio de gauche - **619594589741**

2 - Ventricule droit - **619748298781**

2' - Ventricule gauche - **368541589748**

3 - Septum interventriculaire - **589781298748**

3' - Septum interauriculaire - **361298379841**

4 - Veine cave crânienne - **361294298748**

5 - Veine cave caudale - **369541298748**

6 - Tubercule intraveineux - **398781298741**

7 - Veines pulmonaires - **584361298784**

8 - Orifice ventriculaire de l'oreillette droite - **318581298648**

8' - Atrium ventriculaire gauche - **501294298641**

9 - Valve tricuspide droite - **608549298741**

9' - Valve bicuspide gauche - **501294319648**

10 - Muscles du mamelon - **304891264898**

11 - Cordons tendineux - **501294298748**

12 - Pvitesse de sortie (cônes) des ventricules - **306894506971**

13 – Vvalveartérielle pulmonaire (avec trois cuspides semi-lunaires) – **378564298541**

13' - Vvalveaortique (avec trois feuillets semi-lunaires) - **378549298741**

14 - Artère pulmonaire - **648371298741**

15 - Unmédium - **684371289851**

16 - Surco coronal - **309549689741**

17 - Sommet du cœur – **368748598741**

SCHÉMA DU SYSTÈME DE CONDUCTION DU CŒUR

(VUE DE FACE)

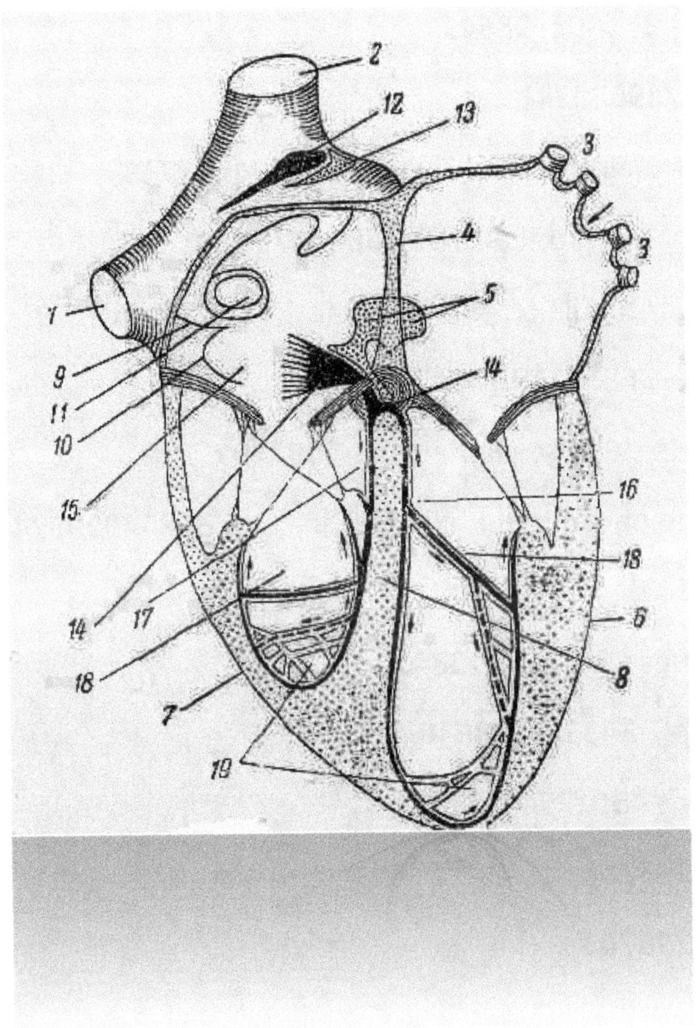

1. – Écoulement de veine cave – 369541298748

2. – Veine cave crânienne – **361294298748**

3. – Veines pulmonaires – **584361298784**

4. - Cloison interauriculaire - **361298379841**

5. - Ganglion d'ervio touriventriculaire - **189748589741**

6. - Ventricule gauche - **368541589748**

7. - Ventricule droit - **619748298781**

8. - Cloison interventriculaire - **589781298748**

9. - Vanne d'Eustache - **306848549648**

10. - Vanne Tebeziev - **371498598641**

11. - Fossa Oval - **368749589741**

12. - Nodule sino-auriculaire (Keitch-Flyak) - **581294298748**

13. - Ganglion nerveux sino-auriculaire - **368748298741**

14. - Nœud auriculo-ventriculaire (Ashof-Tavara) - **364581219749**

14.' - Faisceau de son - **368591398748**

15. - Fibres à l'oreillette du faisceau de son - **309849298471**

16, 17 - Jambes gauche et droite du faisceau de son - **368549298741**

18. - Fibres du faisceau de His, passant dans la transversale

   Muscles cardiaques - **361294219841**

19. - Fibres de Purkinje - **348581298648**

   Vaisseaux sanguins - **501294298741**

   Artères - **589741298748**

   Vienne – **694361298748**

SCHÉMA DE LA STRUCTURE DE L'ARTÈRE

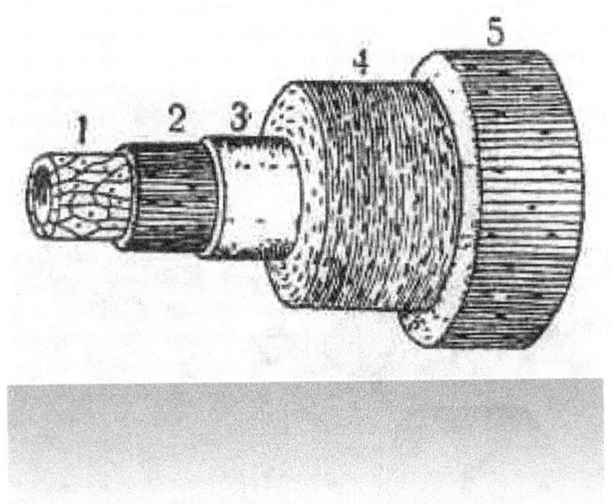

1. - Endothélium - **587581298641**

2.- Intime - **584648298748**

Trois d'entre eux. Couvercle intérieur élastique - **504291294891**

4 - Médias - **589791298641**

5 - Adventicia – **898741298748**

EMPLACEMENT DES VAISSEAUX ET DES NERFS DU CHAT À L'ENTRÉE DE LA CAVITÉ THORACIQUE (VUE DE GAUCHE)

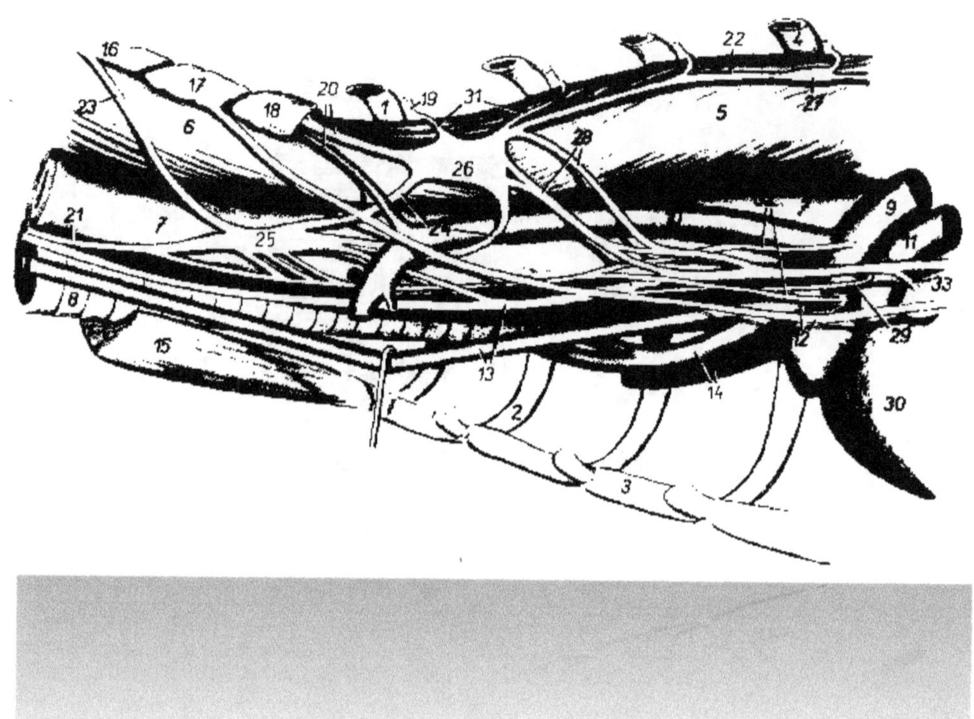

1. - Côtes gauches I - **194298746581**

2. - Cartilage de la côte droite II - **589641298741**

3. - Sternum - **689713519814**

4. - Côtes gauches IV - **898591298641**

5. - Partie de la poitrine du muscle long du cou – **598781298648**

6. - Partie cervicale du muscle long du cou - **318748589781**

7. - Oesophage - **639741298741**

8. - Trachée - **568791298749**

9. - Aorte - **684371289851**

10. - Artère sous-clavière gauche - **589781298648**

11. - Artère pulmonaire - **598781298648**

12. - Artère braquiocefálica - **649781298748**

"

Nerf phrénique gauche - **364581378369**

13. - Artère carotide commune - **368741898714**

Nerf vague - **534891218749**

14. - Artère sous-clavière droite - **589781298648**

Veine cave crânienne – **361294298748**

15. - Muscle hyoïde du sternum - **168064198781**

Muscle sternothyroïdien **- 648791219718**

16. - Nerf cervical VI **- 589741298748**

17. - VII nerf cervical **- 534981298648**

18. - VIII nerf cervical **- 374981298649**

19. - I nerf thoracique **- 531291298649**

20. - Artère vertébrale **- 547581298648**

Nerf vertébral **- 364891398791**

21. - Partie cervicale du tronc sympathique **- 368581298749**

22. - Partie thoracique du tronc sympathique **- 568531298748**

23. - Nerf vertébral accessoire **- 318541298749**

24. - Asa subclavia **- 369841298748**

25. - Ganglion cervical moyen **- 361298549781**

26. - Ganglion étoilé **- 301294298641**

27. - Ganglion thoracique IV - **381298749271**

28 et 31. Branches se connectant au nerf vague **- 318519698791**

29. - Nerf récurrent gauche – **368748319741**

30. - Corazón - **584361298748**

32. - Ramas aorticas - **584291798748**

33. - Branche cardiaque du nerf vague – **316891519648**

EMPLACEMENT DES VAISSEAUX ET DES NERFS D'UN CHAT À L'ENTRÉE DE LA CAVITÉ THORACIQUE (VUE DE DROITE)

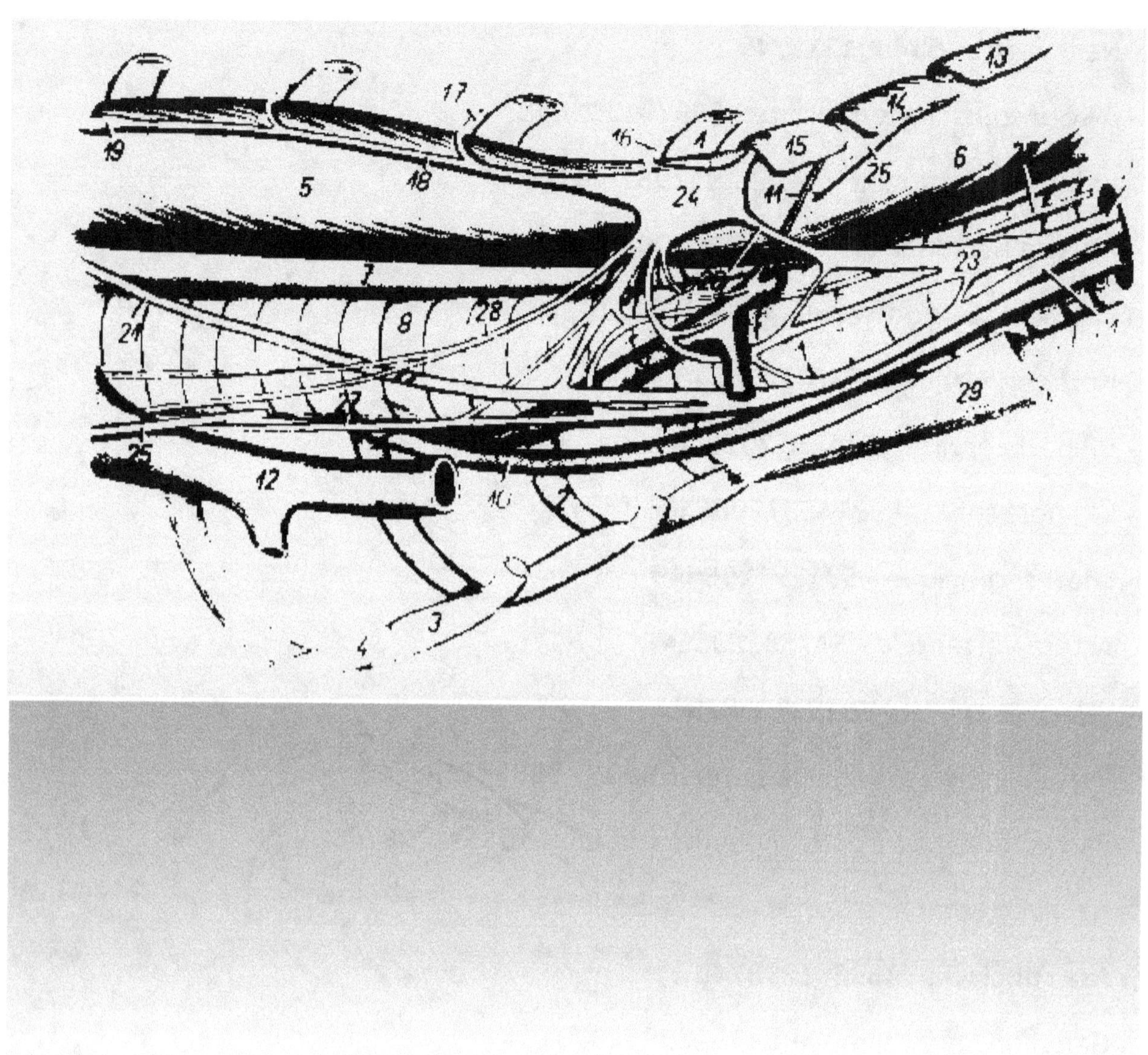

1. - Costilla I (droite) - **194298746581**

2. - II cartilage costal gauche - **519791518794**

3. - Esternón - **689713519814**

4. - Cartilage costal IV (droite) - **584691298748**

5. - Part de la poitrine du muscle long du cou – **368597589749**

6. - Part cervical du muscle long du cou - **894891298798**

7. - Oesophage - **639741298741**

8. - Trachée - **568791298749**

9. - Arteria subclavian right - **589781298648**

10. - Droitertéria carotidienne commune - **368741898714**

11. - Artère vertébrale - 547581298648

12. - Veine cave crânienne - **361294298748**

13. - VI nerf cervical - **589741298748**

14. - VII nerf cervical - **534981298648**

15. - VIII nerf cervical – **374981298649**

16 - I nerf thoracique - **531291298649**

17 - II nerf thoracique - **519681219748**

18 - Part thoracique du tronc sympathique - **568531298748**

19 - Ganglion thoracique IV - **381298749271**

20 - Part cervical du tronc sympathique - **368581298749**

21 - Nerf vague - **534891218749**

22 - Nrecurrent ervio - **368748319741**

23 - Anglio cervical moyen - **361298549781**

24 - Ganglion étoilé - **301294298641**

25 - Nervio frénico - **364581378369**

26 - Asa subclavia - **369841298748**

27. - Rama cardiaque du nerf vague - **316891519648**

28. - Rama sympathique cardiaque - **894891219648**

29. - Muscle hyoïde du sternum - **168064198781**

Muscle sternothyroïdien – **648791219718**

MUSCLES, NERFS ET VAISSEAUX DE LA PAROI POSTÉRIEURE DU BASSIN DU CHAT

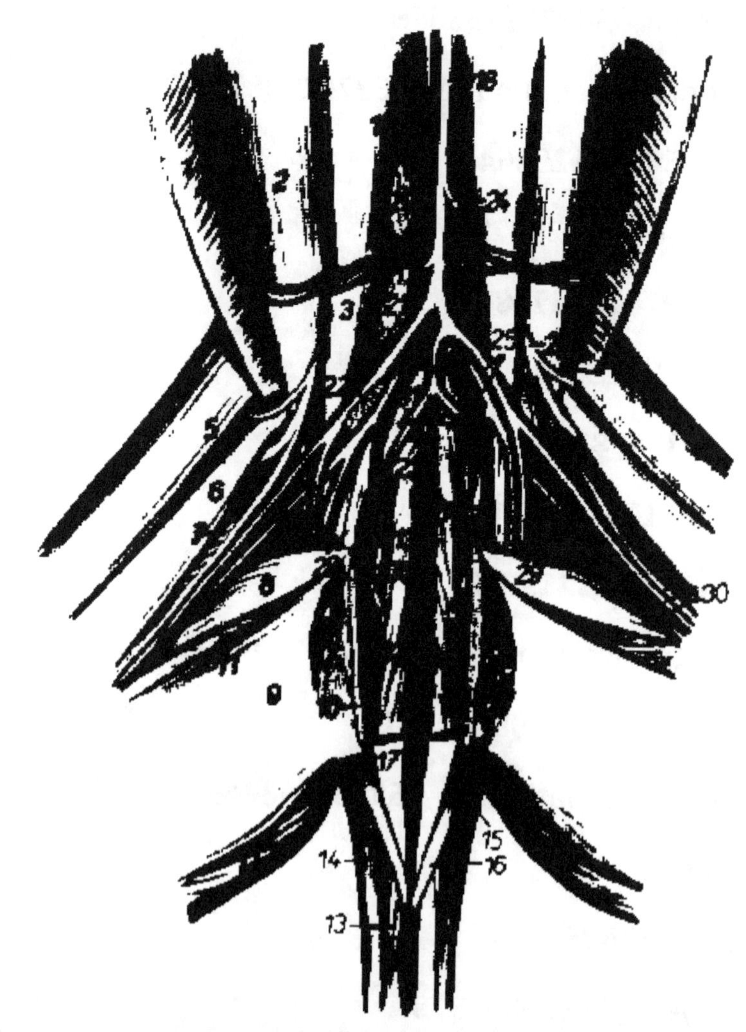

1. - Muscle abdominal oblique interne - **385749285647**

2. - Grand muscle lombaire - **581294298741**

3. - Petit muscle lombaire - **368748298741**

4. - Muscle iliaque médian - **371294298748**

5. - Abdomen crânien du muscle du tailleur - **531291298641**

6. - Abdomen caudal du muscle du tailleur – **368748298749**

7. - Muscle large médian - **371218519714**

8. - Douleurs musculaires - **538741298749**

9. - Muscle maigre - **368571298781**

10. - Fusion pelvienne - **089501298641**

11. - Aducto**r** - **319061298741**

12. - Muscle semimembraneux - **019851269741**

13. - Queue courte inférieure - **361298798741**

14. - Longue queue inférieure - **361291794681**

15. - Muscle latéral de la queue - **378549298741**

16. - Lifting de la queue - **361298798748**

17. - Muscle droit et de la queue - **318541219748**

18. - Aorte - **684371289851**

19. - Écoulement de veine cave - **369541298748**

20, 21, 22 - ganglions lymphatiques iliaques médiaux - **379841298749**

23. - Ganglion lymphatique hypogastrique - **681298798591**

24. - Artère mésentérique caudale - **685371298749**

25. - Artère iliaque externe - **317891219648**

   Veine iliaque commune - **368741298748**

26. - Nerf fémoral - **310849219601**

27. - Artère iliaque interne - **301294298704**

Veine iliaque interne – **306898519648**

28. - Nerf obturateur - **349871298748**

29. - Artère fémorale profonde - **319891298641**

Veine fémorale profonde – **318501219648**

30. - Artère fémorale - **317549218748**

Veine fémorale – **368749298741**

31. - Artère ombilicale - **371218518749**

32. - Artère sacrée moyenne - **361218519641**

33. - Nerf sciatique – **549891218749**

SANG – 539061219749

Système lymphatique - **581316319871**

Linfa - **518364549741**

Vaisseaux lymphatiques - **316581219749**

Ganglions lymphatiques - **689751219841**

Glandes endocrines - **368741219851**

Hypophyse - **309549268748**

Glande pinéale (glande pinéale) - **364804298541**

Glande thyroïde - **861489791859**

Glandes parathyroïdes - **384748589741**

Pancréas - **301294298748**

Glandes surrénales - **378561298749**

Testicules – **386581298749**

Ovaires – **785648218749**

ORGANES DE LA CAVITÉ PELVIENNE DU CHAT - 538749589747

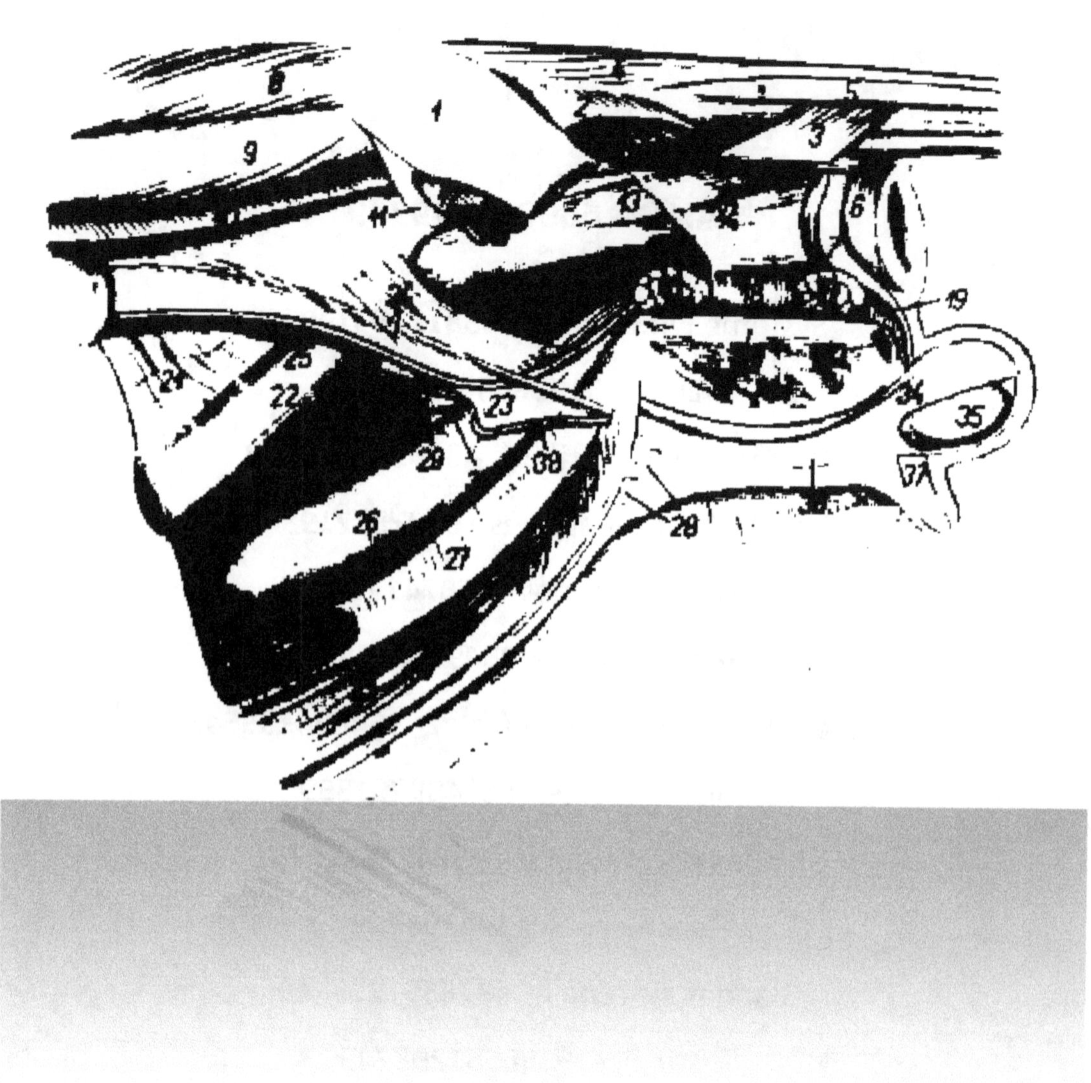

1. - Aile Ilium - **531298749281**

2. - Muscle fessier superficiel – **364514218741**

   - Arco inguinal - **684391519748**

3. - Muscle de la queue – **584581298741**

   - Muscle fessier superficiel - **364514218741**

- Muscle ilio lombaire - **581294781371**

4. - Élévateur à longue queue - **681294298741**

   - Artère iliaque externe - **317891219648**

   - Veine iliaque externe - **489064719678**

5. - Muscle transversal de la queue - **316498519781**

Six, six. - Etsphincter anal externe - **589781298641**

7. - Rétracteur **de pénis** – **368541298748**

8. - Le muscle le plus long du bas du dos – **368741298748**

9. – Muscle costal iliaque - **314851219648**

10. - Muscle abdominal oblique interne - **385749285647**

11. - Ligament inguinal - **361294589741**

12. - Ilio lumbo-581294781371 muscle

13. - Muscledu rectum et de la queue - **318541219748**

14. - Ampoule du rectum – **384501294648**

   - Année de levage - **367581298748**

   - Sphincter externe de l'année - **589781298641**

15. - Bord du péritoine - **368748548741**

16. - Prostate - **016478598741**

17. - Glande bulbeuse - **317581218748**

18. - Muscle urinaire – **361204068549**

   - Rein gauche - **601298749271**

19. - Muscle bulbeuxmoelleux - **755891298741**

20. - Musculo ischium cavernosa - **589748319641**

21. - Mésentère du côlon - **649571298748**

22. - Descendant du genou du côlon - **361219719841**

23. - Ligament latéral de la vessie – **589061319748**

- Ligament ovarien – **891519719741**

- Ovaire gauche – **689741518748**

- Mésentère ovarienne – **501294508648**

- Oviducto - **648741298749**

- Ligament utérin large - **501298609841**

- Ligament rond de l'utérus - **589741219784**

- Corne gauche de l'utérus - **518517219649**

- Corne droite de l'utérus - **584361298748**

- Corps de l'utérus - **508561298748**

- Vagin - **609504298741**

- Le vestibule du vagin - **309781298748**

- Clitoris - **918064518719**

24. - Artère testiculaire - **306841298741**

- Veine testiculaire – **378548648741**

- Artère ombilicale - **371218518749**

25. - Uretère gauche - **496891298741**

26. - Vessie - **316898517291**

27. - Ligament ombilical-vessical - **374841298648**

28. - Ganglions lymphatiques scrotaux - **718541218749**

29. - Uretère droit – **496891298741**

- Veine pudendale externe - **585891298641**

30. – Fusion pelvienne - **089501298641**

31. - Adducteur - **319061298741**

- Muscle maigre - **368571298781**

32, 33 - Droit et droit droit droit droit - **378571298741**

34. - Cremaster gauche - **538781298749**

35. - Testicules - **386581298749**

36. - Membrane vaginale et fascia séminal - **319601219874**

37. - La tige du pénis - **758751219748**

38. - Tube de semence gauche - **479064819317**

39. - Tube de semis droit – **479064819317**

39. - Partie crânienne du sphincter externe de l'anus - **581294691784**

40, 41 - Muscle droit et gauche du grand droit de l'abdomen – **378571298741**

    - Muscle du rectum et de la queue - **318541219748**

    - Le bord du péritoine – **368748548741**

    - Ampoule du rectum - **384501294648**

42. - Ganglions inguinaux superficiels - **364861298748**

PARTIES DU CORPS DES CHATS

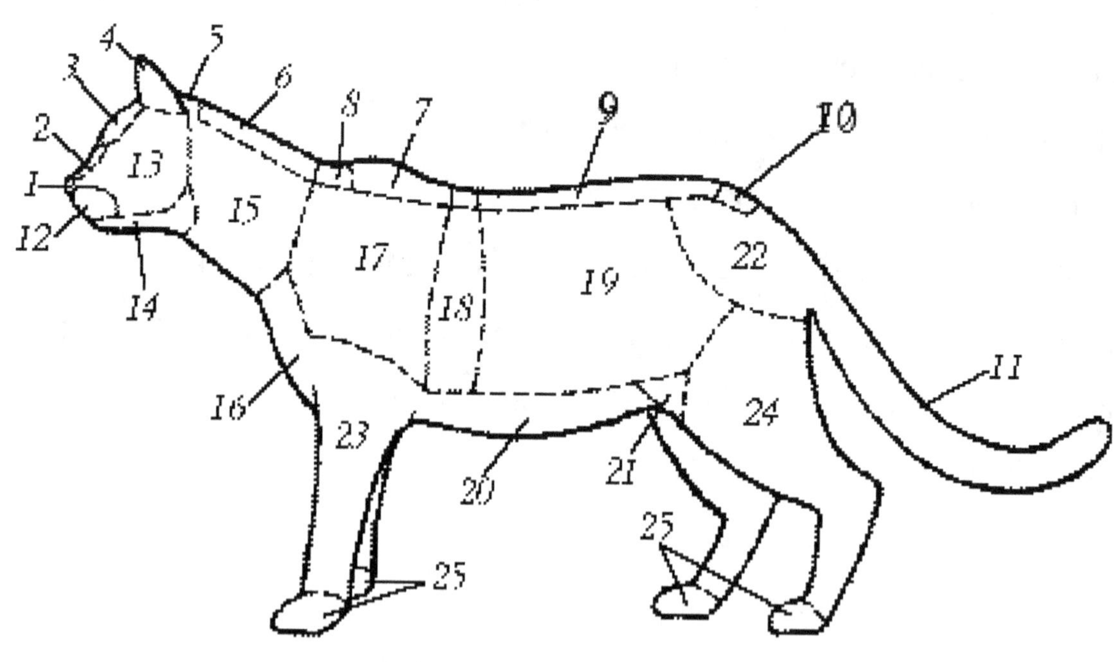

1. –Nez droit - **581298798741**

2.- Nez gauche- **648541298749**

3. - Avant - **368781298741**

4. - Oreille - **369781298748**

5. - Partie pariétale de la tête - **489064719219**

6. - Cou - **371514298748**

7. - Croix - 369841298749

8. - Cou - 301294298741

9. - Crête - 509642859749

10. - Racine de la queue - **318561219748**

11. - Cwave - **361294781297**

12. - Mâchoire supérieure - **385749789718**

Lèvre supérieure - **619751298741**

13. - Joues - **368541298741**

14. - Guillaume - **316894598741**

Mâchoire inférieure - **648541219781**

15. - Côté du cuello - **301218519648**

16. - Poitrine - **719891297549**

17. - Épaule - **601294594741**

18. - Part ıı latéral gauche - **609541298749**

19. - Côtés - **310601298741**

20. - Estomac - **469851298741**

21. - Ingle - **307581298648**

22. - Groupe - **194698589749**

23. - Membres ànteriores - **361089589749**

24. - Membres potentiels - **506891219748**

25. - Pattes – **694891519748**

LION – 518641219748

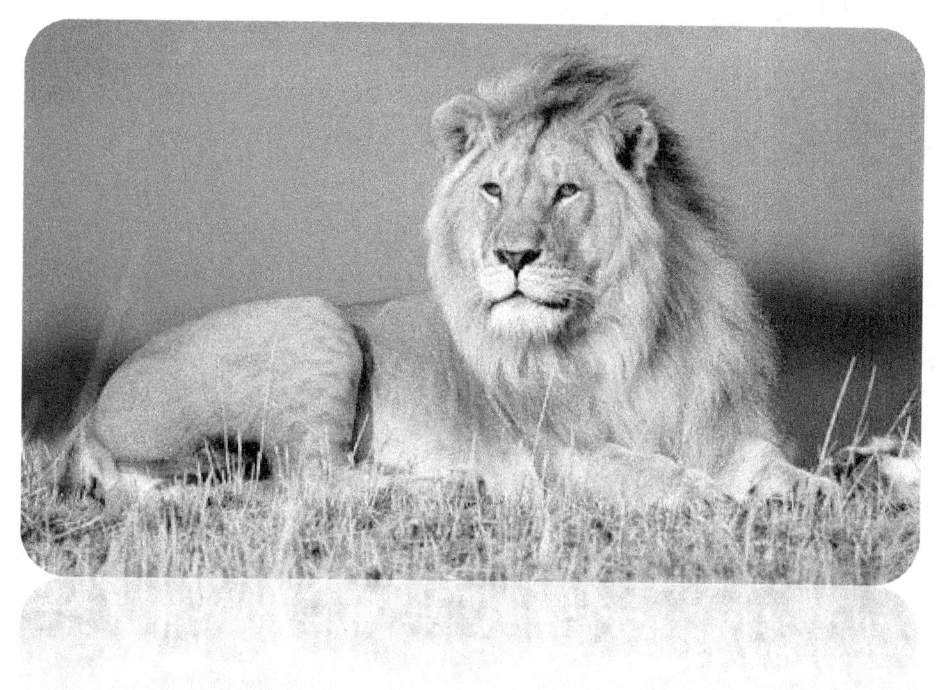

1. – Nez droit - **128541219648**

2. - Nez latéral gauche - **538648989781**

3. - Avant - **549641219748**

4. - Oreille - **501604219781**

5. - Tête - **368591298741**

6. - Cou - **371298549891**

7. - Croix - **306891298749**

8. - Colonne vertébrale - **316049298741**

9. - Cola - **548741298741**

10. - Mâchoire supérieure - **360501298649**

11. - Lèvre supérieure - **318541298749**

12. - Joues - **368781298741**

13. - Guillaume - **318749298748**

14. - Mâchoire inférieure - **641248218749**

15. - Poitrine - **501894298781**

16. - Épaule - **649781298641**

17. - Latéral - **316498598741**

18. - Estomac - **317801219749**

19. - Membres antérieurs - **361891219749**

20. - Membres postérieurs - **368541298748**

21. - Pattes - **301219749891**

Les systèmes des organes internes du lion:

– Système nerveux – **519581298741**

– Peau – **518741298748**

– Organe de vision – **681297519641**

– Équilibre auditif des organes – **581294298741**

– Orgue olfactif – **581298698748**

– Organe du goût – **368541298748**

– Système digestif – **368541298741**

– Système expiratoire – **364581298781**

– Système cardiovasculaire – **301298749541**

– Système hématopoïétique – **539641218781**

– Système urinaire – **581361898741**

– Système reproducteur masculin – **368581298749**

– Système reproducteur des femelles – **361298589741**

– Glandes endocrines – **319581316549**

TIGER -317581219649

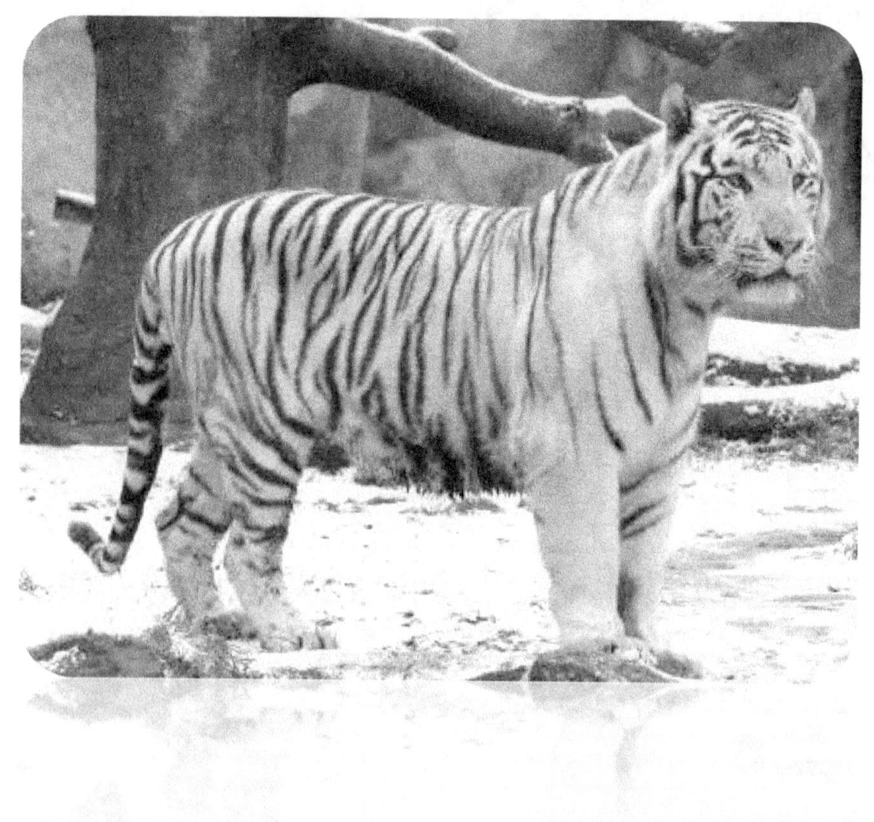

1. – Nez droit - **318581298749**

2. - Nez gauche - **369581298749**

3. - Avant - **364381298749**

4. - Oreille - **301294589741**

5. - Tête - **306849209781**

6. - Cou - **304891298748**

7. - Croix – **315361219748**

8. - Colonne vertébrale - **364891298748**

9. - Cola - **301291648518**

10. - Maxillaire superior - **498791298748**

11. - Lip superior - **306381298741**

12. - Joues - **495748298648**

13. - Guillaume - **301294519641**

14. - Mâchoire inférieure - **308581298741**

15. - Poitrine - **648581298741**

16. - Épaule - **601298589781**

17. - Latéral - **064981298781**

18. - Estomac - **309749298781**

19. - Membres antérieurs - **509601298781**

20. - Membres subséquents - **306841218741**

21. - Pattes – **831294364871**

Systèmes des organes internes du tigre:

– Système nerveux – **531891298641**

– Cuir – **306894209704**

– Organe de vision – **304851298741**

– Équilibre auditif des organes – **538061298749**

– Orgue olfactif – **315891298749**

– Organe du goût – **309851298649**

– Système digestif – **306504209608**

– Système respiratoire – **351278749851**

– Système cardiovasculaire – **857364298784**

– Système hématopoïétique – **509601298749**

– Système urinaire – **568501298741**

– Système reproducteur masculin – **301298748741**

– Système reproducteur des femelles – **501298741271**

– Glandes endocrines – **36874958127**

LÉOPARD – 506584219749

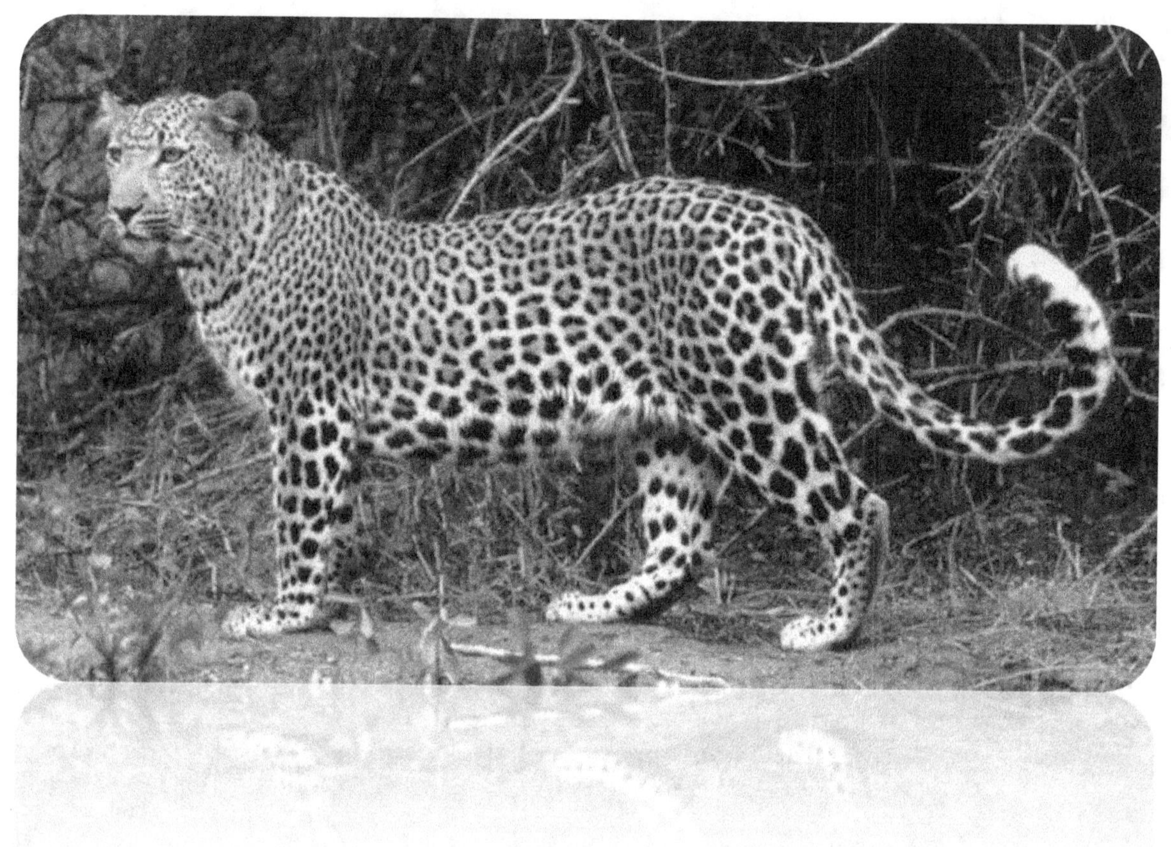

1. – Nez droit - **508531298641**

2. - Nez gauche - **497541298746**

3. - Avant - **538781298738**

4. - Oreille - **649781298741**

5. - Tête - **539681298741**

6. - Cou - **368751539741**

7. - Croix - **319891218741**

8. - Colonne vertébrale - **536174298781**

9. - Cola - **318751298741**

10. - Maxillaire superior - **368781298361**

11. - Lip superior - **315749589641**

12. - Joues - **310854298718**

13. - Guillaume - **364801298741**

14. - Mâchoire etnferior - **358742834891**

15. - Poitrine - **858681219679**

16. - Épaule - **498751298714**

17. - Latéral - **315891398741**

18. - Estomac - **348574298781**

19. - Limbs tonteriores - **142681298749**

20. - Membres dela 649751219742

21. - Pattes - **364891298741**

Les systèmes des organes internes du léopard:

– Système nerveux – **145681298741**

– Peau – 389581298748

– Organe de vision – **315742128741**

– Organe auditif d'équilibre – **542741298749**

– Orgue olfactif – **396548549741**

– Organe du goût – **368581298749**

– Système digestif – **361249278581**

– Système respiratoire – **319871298749**

– Système cardiovasculaire – **581208749641**

– Système hématopoïétique – **501294368749**

– Système urinaire – **561298749741**

– Système reproducteur masculin – **319581298564**

– Système reproducteur des femelles – **368064298371**

– Glandes endocrines – **349851298741**

JAGUAR – 016581219749

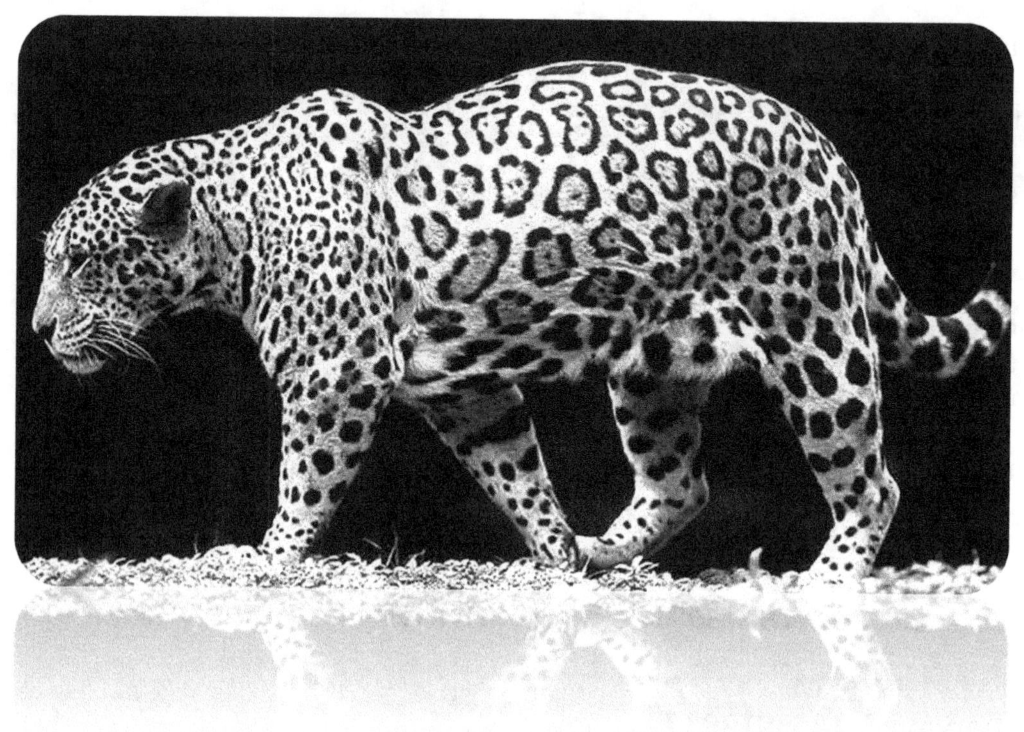

1. - Nez côté droit - **368571298749**

2. - Nez latéral gauche - **312851219641**

3. - Avant - **364581218571**

4. - Oreille - **398731298749**

5. - Tête - **515648589741**

6. - Cou - **361214218745**

7. - Croix - **385781218741**

8. - Colonne vertébrale - **364891298749**

9. - Cola - **519781291589**

10. - Superor maxillaire - **314561219891**

11. - Lip superior - **364891298781**

12. - Joues - **658361298741**

13. - Guillaume - **319754219741**

14. - Maxillaire inferior - **361854298781**

15. - Poitrine - **489781298641**

16. - Épaule - **641219719841**

17. - Latéral - **198751298361**

18. - Ventre - **360504298741**

19. - Membres ànteriores - **501704898641**

20. - Membres postérieurs - **685741298712**

21. - Pattes – **316854219781**

Les systèmes des organes internes du jaguar:

– Système nerveux – **512601298741**

– Peau – **319517218741**

– Organe de vision – **368781298751**

– Organe auditif d'équilibre – **581298618741**

– Orgue olfactif – **531291298741**

– Organe du goût – **316894519741**

– Système digestif – **501298369741**

– Système respiratoire – **361219719891**

– Système cardiovasculaire – **585741298748**

– Système hématopoïétique – **501298701248**

– Système urinaire – **561294298718**

– Système reproducteur masculin – **358741298741**

– Système reproducteur des femelles – **501298741648**

– Glandes endocrines – **751294298718**

GUÉPARD - 016584298741

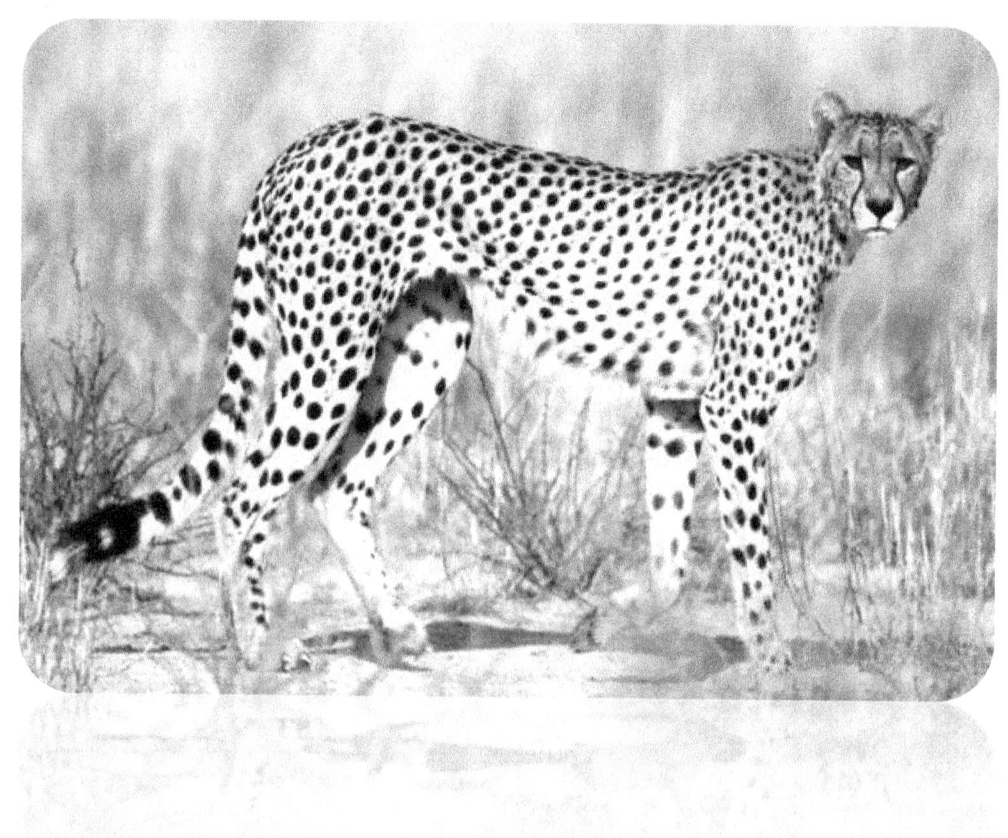

1. – Nez droit - **584291398648**

2. – Nariz côté gauche - **581297589748**

3. - Pension F - **531294691851**

Quatre, quatre, quatre. - Lesdisparus - **687549297581**

5. - Tête - **398741298581**

6. - Cou - **364748518741**

7. - Croix - **149851298741**

8. - Colonne vertébrale - **564891298781**

9. - Onde C - **649731219841**

10. - Axillaire supérieur m - **316891519741**

11. - Lip superior - **389701298641**

12. - Joues - **581361219741**

13. - Guillaume - **368781298781**

14. - Mâchoire inférieure - **589371298361**

15. - Poitrine - **489581298641**

16. - Épaule H-**301219619741**

17. - L'atéral - **016581219648**

18. - Estomago - **368741298781**

Neuf d'entre eux. - Etles extrémités précédentes - **316891298794**

20. - Membres ultérieurs - **568971298794**

21. - Phaut - **518361298748**

Systèmes viscéraux guépards:

− Système nerveux − **516498798781**

− Cuir − **649751298781**

− Organe de vision − **381364818574**

− Organe auditif d'équilibre − **578361378581**

− Orgue olfactif − **731534898741**

− Organe du goût − **364891589361**

− Système digestif − **368571578378**

− Système respiratoire − **301298798641**

− Système cardiovasculaire − **378561298748**

− Système hématopoïétique − **501294298748**

− Système urinaire − **564891398741**

− Système reproducteur masculin − **306501298791**

− Système reproducteur des femelles − **894691298784**

− Glandes endocrines − **601298798741**

IRBIS (LÉOPARD DES NEIGES) – 518314219617

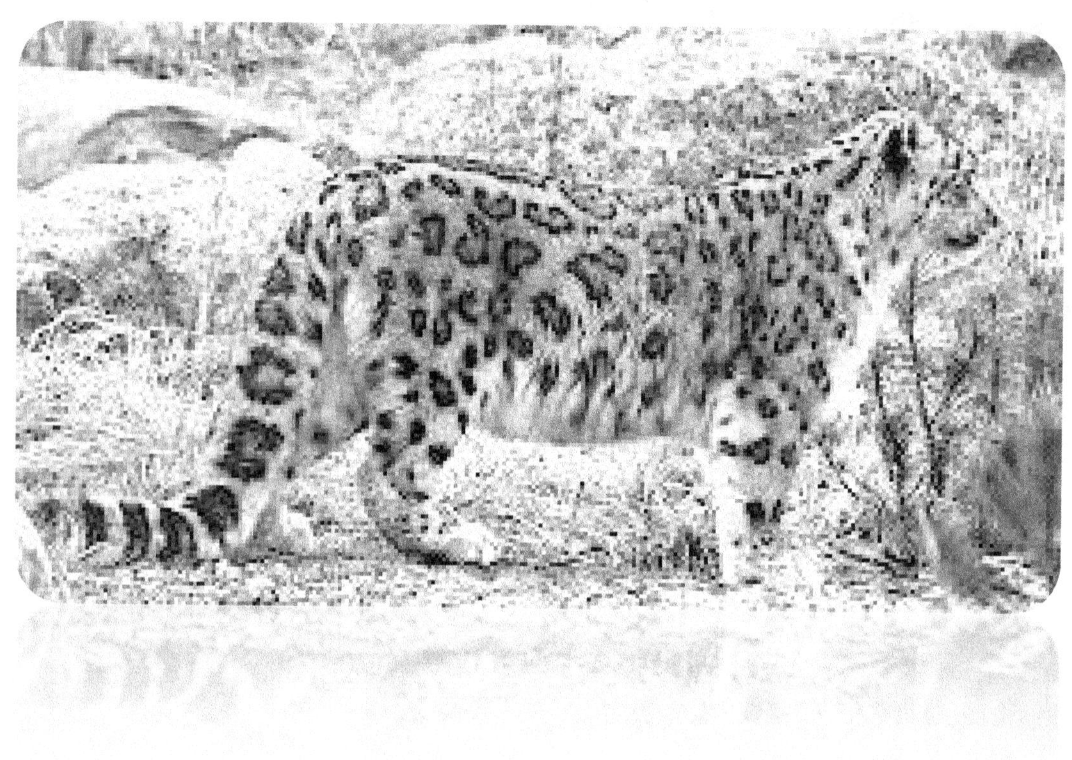

1. – Nez droit - **524371218016**

2. - Nez latéral gauche - **584361298749**

3. - Avant - **538678498719**

4. - Oreille - **649781298701**

5. - Tête - **508642129748**

6. - Cou - **467521298781**

7. - Croix - **531298748641**

8. - Colonne vertébrale - **531291298741**

9. - Cola - **504601298781**

10. - Maxillaire superior - **509621298781**

11. - Lip superior - **319649218781**

12. - Joues - **364291789741**

13. - Guillaume - **308591298647**

14. - Mâchoire etnferior - **898394298701**

15. - Coffre - **508492169781**

16. - Épaule - **698591298781**

17. - Latéral - **019596698781**

18. - Estomac - **319891219874**

19. - Membres ànteriores - **378591298671**

20. - Membres potentiels - **368501298781**

21. - Pattes - **301298748581**

Systèmes d'organes internes du léopard des neiges:

– Système nerveux – **368198589781**

– Peau – **301291649065**

– Organe de vision – **391098598784**

– Équilibre auditif des organes – **649548598741**

– Orgue olfactif – **019651219748**

– Organe du goût – **398741298781**

– Système digestif – **304504298604**

– Système respiratoire – **017548217981**

– Système cardiovasculaire – **306891298748**

– Système hématopoïétique – **016549217278**

– Système urinaire – **019749298749**

– Système reproducteur masculin – **513894219748**

– Système reproducteur des femelles – **016898598749**

– Glandes endocrines – **30129850964**

CARACAL (LYNX D'AFRIQUE) – 539064298514

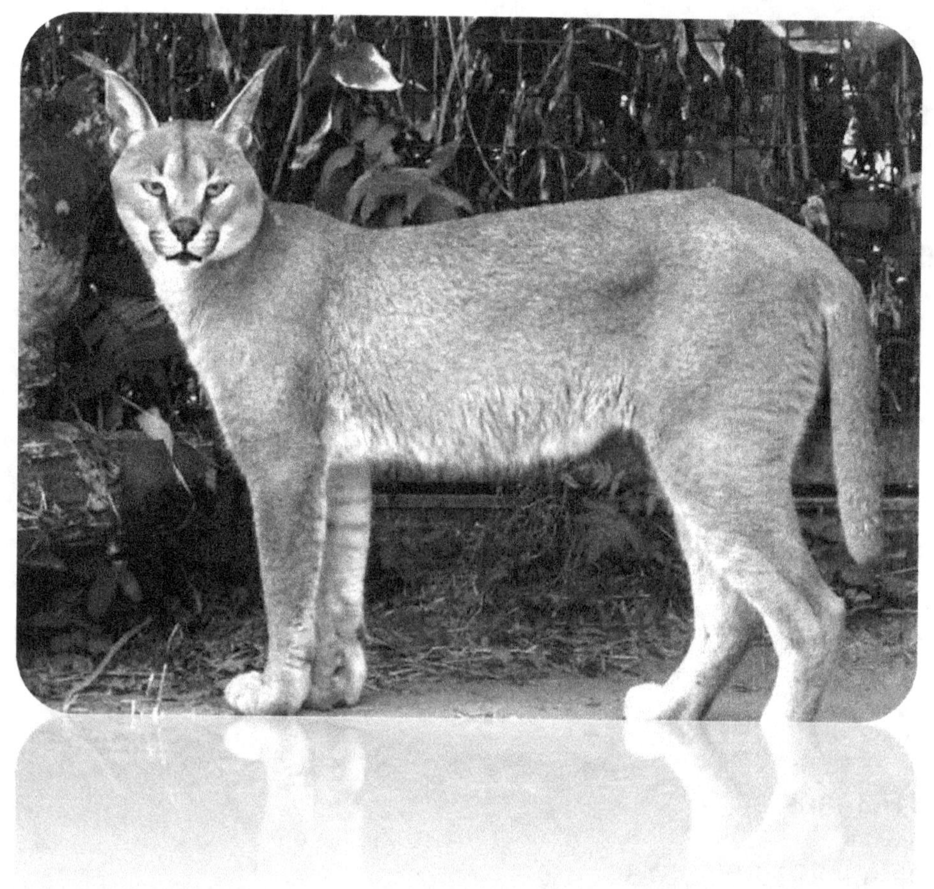

1. – Nez droit - **129749298781**

2. - Nez gauche - **489785498741**

3. - Avant - **218591219647**

4. - Oreille - **898749298741**

5. - Tête - **501294268748**

6. - Cou - **309891298749**

7. **-** Croix **– 509687298748**

8. - Loin - **306194209784**

9. - Cola - **019899169781**

10. - Maxillaire superior - **304519789741**

11. - Lip superior - **319061219897**

12. - Joues - **309897209649**

13. - Guillaume - **304501219718**

14. - Maxillaire inferior - **604891219897**

15. - Poitrine - **509601219848**

16. - Épaule - **304168209897**

17. - Latéral - **098581298749**

18. - Estomac - **198721298748**

19. - Membres ànteriores - **301218519601**

20. - Membres potentiels - **304898519678**

21. - Pattes - **301989598741**

Systèmes des organes internes du caracal:

– Système ervious – **518648509748**

– Peau – **319859219781**

– Organe du vion – **397581298748**

– Équilibre auditif des organes – **501208298748**

– Orgue olfactif – **301298278648**

– Organe du goût – **314216898741**

– Système digestif – **064898519891**

– Système respiratoire – **309849201647**

– Système cardiovasculaire – **094891294789**

– Système hématopoïétique – **506894209741**

– Système urinaire – **509016319848**

– Système reproducteur masculin – **306848519749**

– Système reproducteur des femelles – **301219219714**

– Glandes endocrines – **301294298781**

WILDCAT – 538749298741

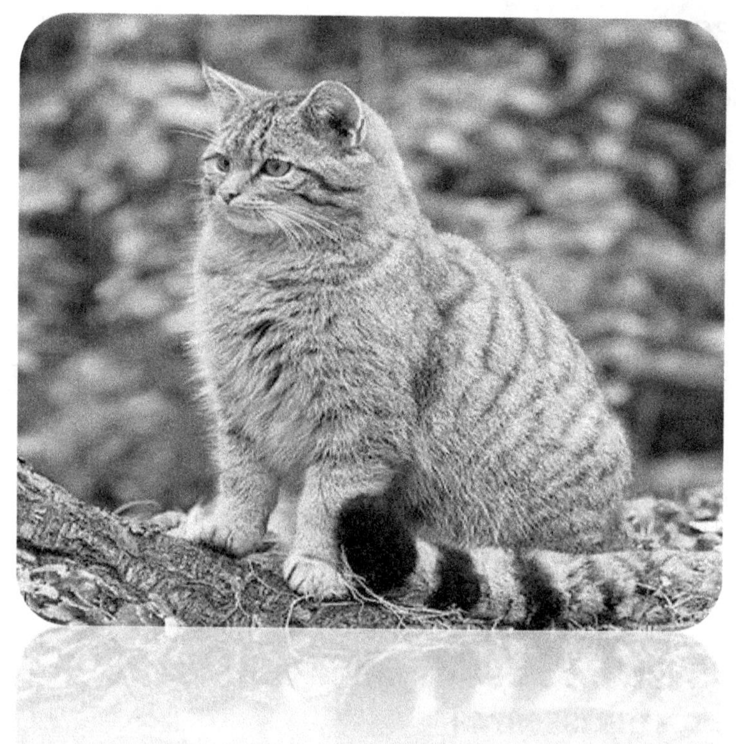

1. - Nariz côté droit - **198371298648**

2. – Nez gauche - **512631298497**

3. - Avant - **318581218741**

4. - Oreille - **364018598749**

5. - Tête - **849506198781**

6. - Cou - **304549298785**

7. - Croix - **306198596497**

8. - Colonne vertébrale – **501294298749**

9. - Cola - **361294298748**

10. - Maxillaire superior - **548742218749**

11. - Lip superior - **184741298648**

12. - Joues - **360897219851**

13. - Guillaume - **301249278471**

14. - Maxillaire inferior - **361218378478**

15. - Poitrine - **589741298581**

16. - Épaule - **684371294361**

17. - Latéral - **197581298747**

18. - Estomac - **139897219871**

19. - Membres ànteriores - **301294268749**

20. - Membres - 301608598748

21. - Pattes - **197581298647**

Systèmes des organes internes du chat forestier:

– Système nerveux – **194891298647**

– Peau – **368541298748**

– Organe de vision – **318581397549**

– Équilibre auditif des organes – **587584649781**

– Orgue olfactif – **301298498781**

– Organe du goût – **468751218748**

– Système digestif – **512604219784**

– Système respiratoire – **309891298678**

– Système cardiovasculaire – **016549219781**

– Système hématopoïétique – **361294298781**

– Système urinaire – **509741209898**

– Système reproducteur masculin – **304871219748**

– Système reproducteur des femelles – **306855719368**

– Glandes endocrines – **348571289741**

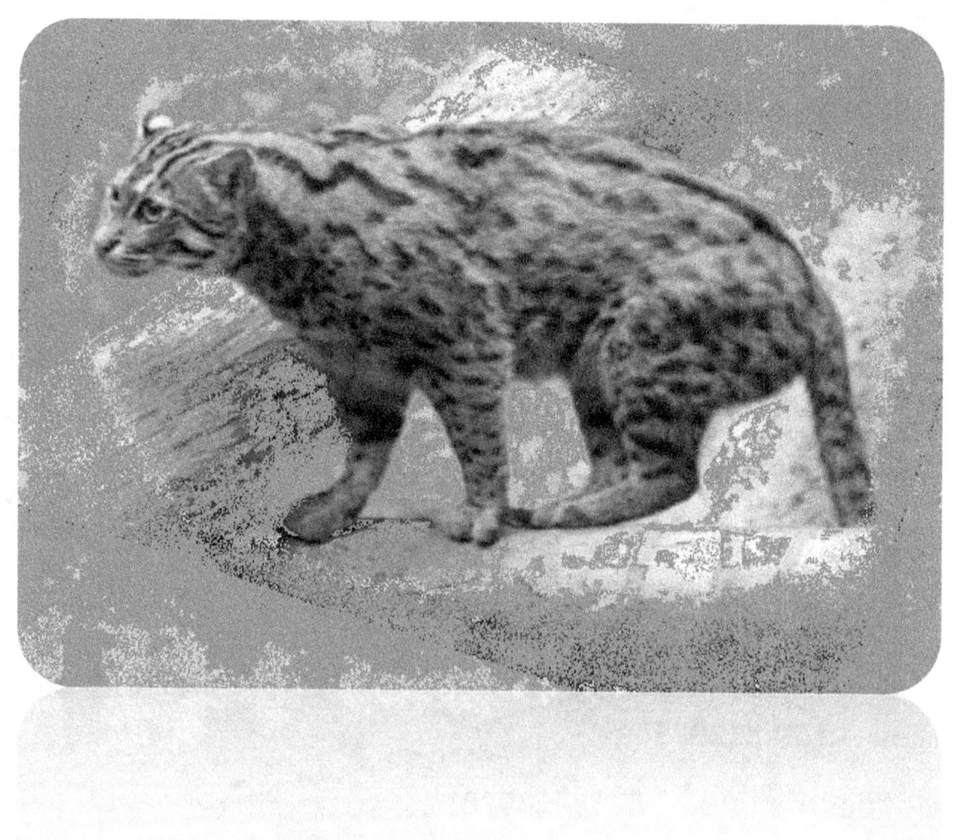

1. - Nariz côté droit - **308584298748**

2. - Nariz côté gauche -**197521298749**

3. - Avant - **306128598747**

4. - Oreille - **649891219748**

5. - Tête - **306101289581**

6. - Cou - **304198509848**

7. - Croix - **109849598748**

8. - Colonne vertébrale – **301641219871**

9. - Cola - **509749208746**

10. - Maxillaire superior - **301601298741**

11. - Lèvre supérieure - 304891219748

12. - Joues - 368749598741

13. - Guillaume - 308501218498

14. - Mâchoire inférieure - 531894298781

15. - Poitrine - 306584219847

16- - Épaule - 194281219781

17. - Latéral - 378541298648

18. - Estomac - 348571298581

19. - Membres ànteriores - 301604298749

20. - Membres potentiels - 304891298741

21. - Pattes - 598781564291

Systèmes des organes internes du chat pêcheur:

– Système nerveux– **581294297581**

– Cuero – **367584297478**

– Organe de vision– **349781298581**

– Organe auditif d'équilibre – **519648794361**

– Orgue olfactif – **341217498781**

– Organe du goût – **368574294741**

– Système digestif – **318574218748**

– Système respiratoire – **349785368719**

– Système cardiovasculaire – **547581219741**

– Système hématopoïétique – **519781298641**

– Système urinaire – **541278598731**

– Système reproducteur masculin – **314851219647**

– Système reproducteur des femelles – **309851298641**

– Glandes endocrines – **348574298781**

STEPPE FÉLINE RIO – 316548598748

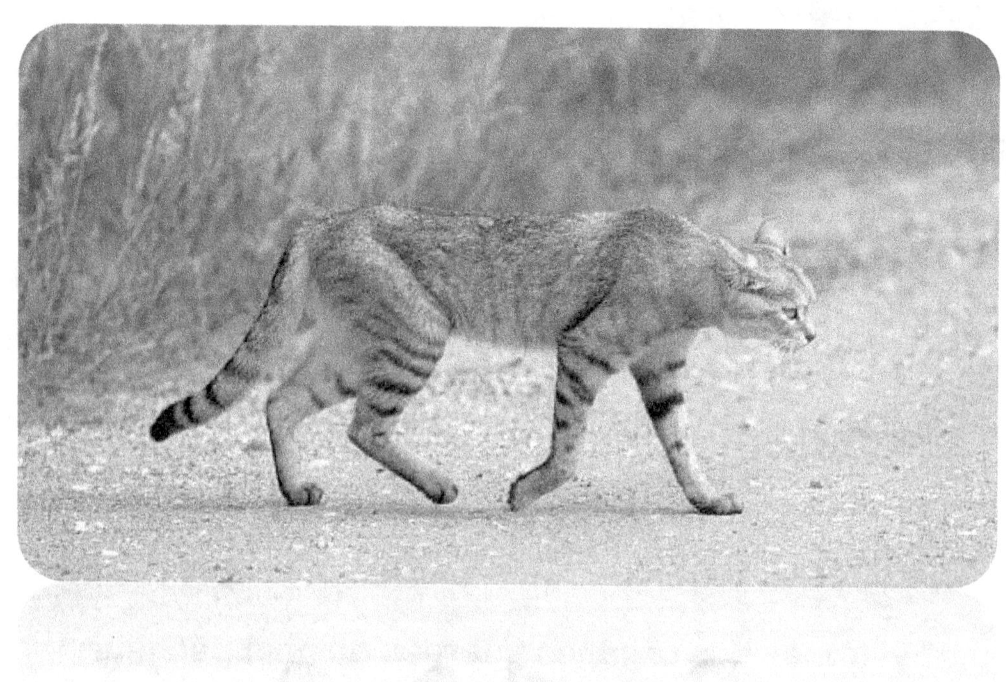

1. – Nez droit - **371294389781**

2. - Nez latéral gauche - **316851219749**

3. - Avant - **174017519681**

4. - Oreille - 348749519781

5. - Tête - 341516218748

6. - Cou - 395781298747

7. - Croix - 148751219741

8. - Colonne vertébrale - **548721298741**

9. - Cola - **104861298741**

10. - Mâchoire supérieure - **368531298581**

11. - Lèvre supérieure - **123185749786**

12. - Joues - **314587398681**

13. - Guillaume - **381294368748**

14. - Mâchoire inférieure - **149587369871**

15. - Poitrine - **146471298734**

16. - Épaule - 123164219781

17. - Latérale - **397185368571**

18. - Estomac - **187398794647**

19. - Extrémités ànêtres - **368148108149**

20. - Membres potentiels - **519361298788**

21. - Pattes - **127514218788**

Systèmes des organes internes du chat des steppes:

– Système nerveux – **518516718749**

– Peau – 319781219848

– Organe de vision – **549891219789**

– Équilibre auditif des organes – **508541298641**

– Orgue olfactif – **389571298748**

– Organe du goût – **368541298751**

– Système digestif – **301498797564**

– Système respiratoire – **371284298749**

– Système cardiovasculaire – **306198506581**

– Système hématopoïétique – **349581298741**

– Système urinaire – **598781298648**

- Système reproducteur mâle - **193894298781**

– Système reproducteur des femelles – **301298748714**

– Glandes endocrines – **548741219848**

CHAT À PIEDS NOIRS – 581294293748

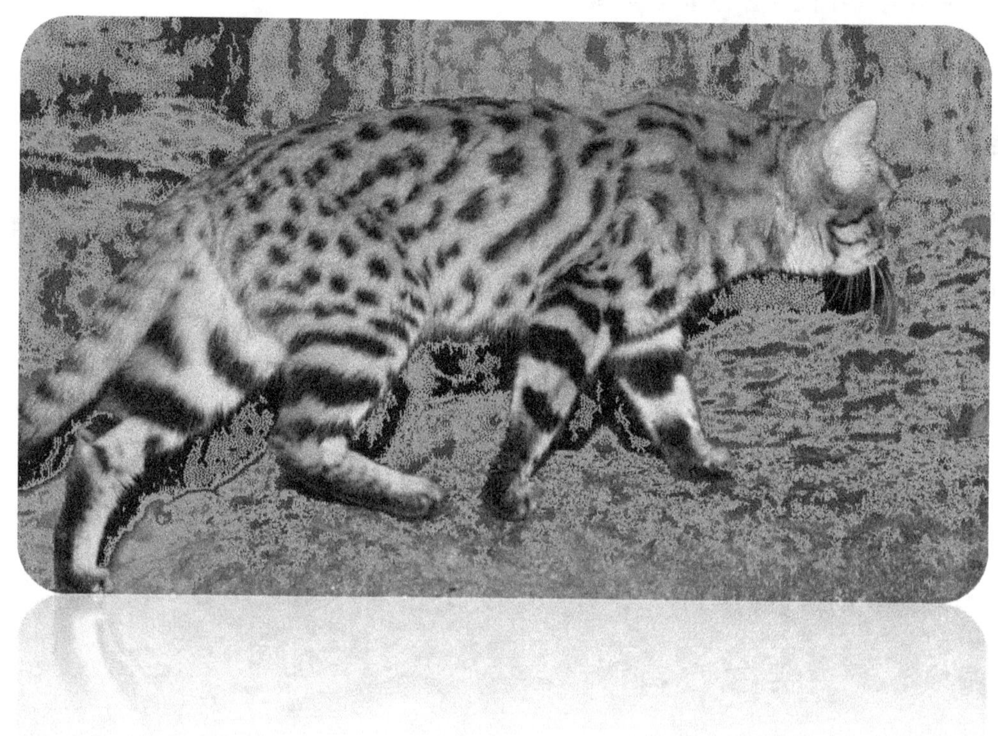

1. – Nez droit - **194781298641**

2. - Nez latéral gauche - **584291319894**

3, - Avant - **185781219648**

4. - Oreille - **512314989748**

5. - Tête - **318641219749**

6. - Cou - **364851219749**

7. - Croix - **318758316641**

8. - Colonne vertébrale - **518713219784**

9. - Cola - **519781219648**

10. - Mâchoire supérieure - **316518319741**

11. - Lèvre supérieure - **318574218641**

12. - Joues - **608071218747**

13. - Guillaume - **019851219641**

14. - Mâchoire inférieure - **364081988174**

15. - Poitrine - **3et61294784781**

16. - Épaule - **301219369848**

17. - Latéral - **149851219714**

18. - Estomac - **178371217218**

19. - Membres ànteriores - **312184218581**

20. - Membres potentiels - **368541298741**

21. - Pattes - **582364298718**

Systèmes des organes internes du chat à pieds noirs:

– Système nerveux – **318531218741**

– Cuir – **394891294898**

– Organe de vision – **019851219648**

– Organe auditif d'équilibre – **361297519898**

– Orgue olfactif – **318594218741**

– Organe du goût – **104891204978**

– Système digestif – **604501298741**

– Système respiratoire – **789581298648**

– Système cardiovasculaire – **504891294648**

– Système hématopoïétique – **508364298781**

– Système urinaire – **549641298741**

– Système reproducteur masculin – **308581298648**

– Système reproducteur des femelles – **301204604891**

- Glandes endocrines – **198749298741**

PUMA (LION DE MONTAGNE) – 398647291361

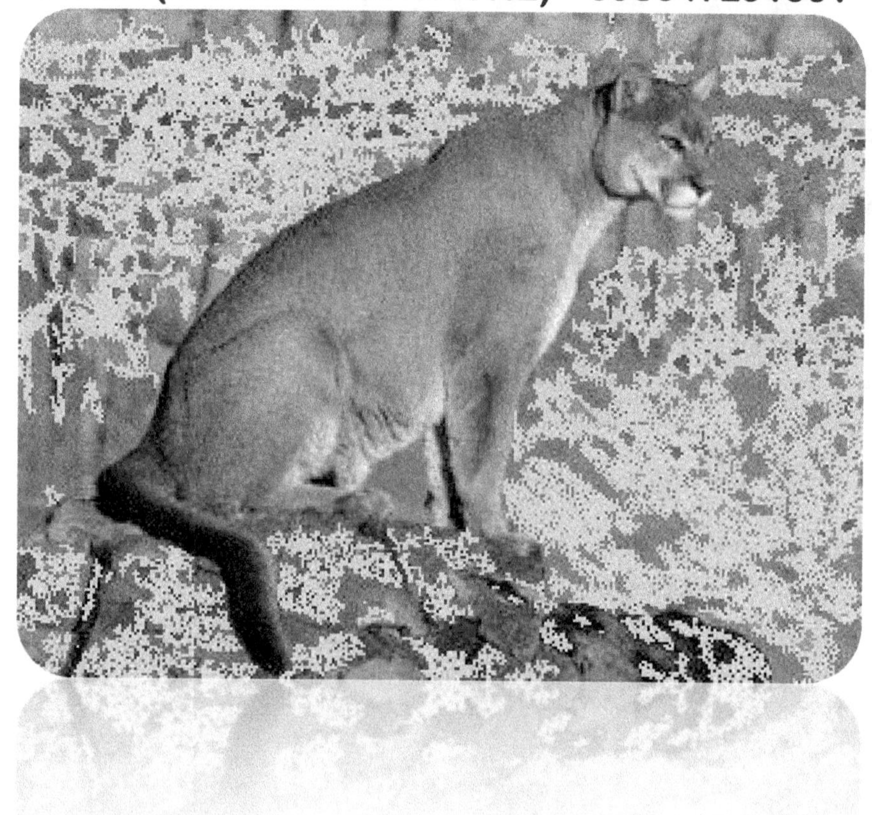

1. - Nez côté droit - **316498519741**

2. - Nez gauche - **124291298741**

3. - Avant - **549871298671**

4. - Oreille - **368741298748**

5. - Tête - **581298748981**

6. - Cou - **384291748298**

7. - Croix - **178541298741**

8. - Colonne vertébrale – **364891298741**

9. - Cola - **509781298641**

10. - Mâchoire supérieure - **589741298748**

11. - Lèvre supérieure - **304891298748**

12. - Joues - **120649298741**

13.   - Guillaume - **381294589741**

14. - Mâchoire inférieure - **509751298971**

15. - Poitrine - **849741298648**

16. - Épaule - 619751219891

17. - Latéral - **108591608741**

18. - Ventre - **164201298741**

19. - Membres antérieurs - **016549219781**

20. - Membres postérieurs - **501649298748**

21. - Pattes - **501749298748**

Les systèmes des organes internes du puma:

– Système nerveux – **564891294718**

– Cuir – **069849509741**

– Organe de vision – **304898598741**

– Organe auditif d'équilibre – **509601298748**

– Orgue olfactif – **319604219708**

– Organe du goût – **369574298748**

– Système digestif – **549641298748**

– Système respiratoire – **501298498741**

– Système cardiovasculaire – **549781298749**

– Système hématopoïétique – **589746539681**

– Système urinaire – **314091298741**

– Système reproducteur masculin   – **308591298641**

– Système reproducteur des femelles – **549061249871**

– Glandes endocrines – **498471298781**

LÉOPARD FUMÉ – 589389016971

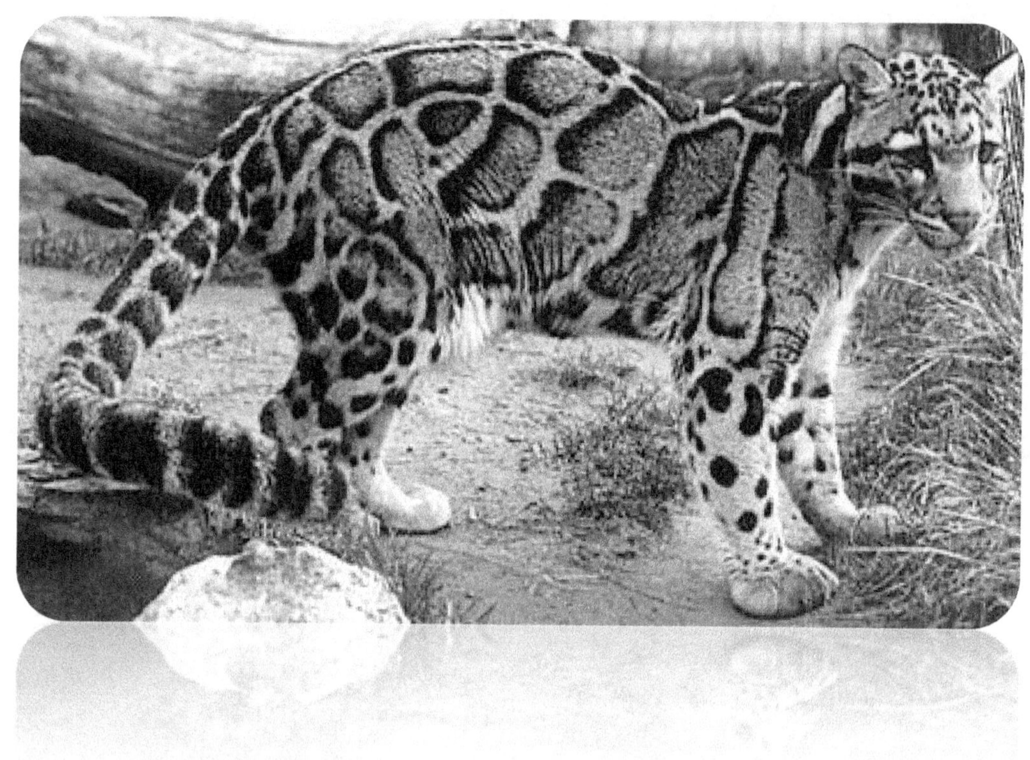

1 - Nez côté droit - **368541298748**

2 - Nez gauche - **198748598747**

3 - Avant - **195781298741**

4 - Oreille - **319851518741**

5 - Tête - **516318719514**

6 - Cou - **368748519741**

7 - Croix - **316548749741**

8 - Colonne vertébrale - **628319749781**

9 - Cola - **548710319891**

10 - Mâchoire supérieure - **314751518748**

11 - Lèvre supérieure - **683194519748**

12 - Joues - **306124897586**

13 - menton - **364061219781**

14 - mâchoire inférieure - **308501208604**

15 - poitrine - **148741218748**

16 - épaule - **601204704894**

17 - latéral - **198781219641**

18 - estomac - **306504209781**

19 - Membres antérieurs - **081294608781**

20 - Hind Members - **749561219891**

21 - jambes - **301294719687**

Systèmes des organes internes du léopard fumé:

– système nerveux – **539681298714**

– **peau – 197548589747**

– **organe de vision – 397548519641**

– **organe auditif d'équilibre – 316589789747**

– **organe olfactif – 394898549681**

– **organe du goût – 378581298648**

– **système digestif – 749851219748**

– **système respiratoire – 368741298751**

– **système cardiovasculaire – 508749298781**

– **système hématopoïétique – 361214319748**

– **système urinaire – 509601298781**

– **système reproducteur masculin – 318749298731**

– **système reproducteur des femelles – 509601298731**

– **glandes endocrines – 309841209749**

MANUL (CHAT DE PALLAS) – 517549219781

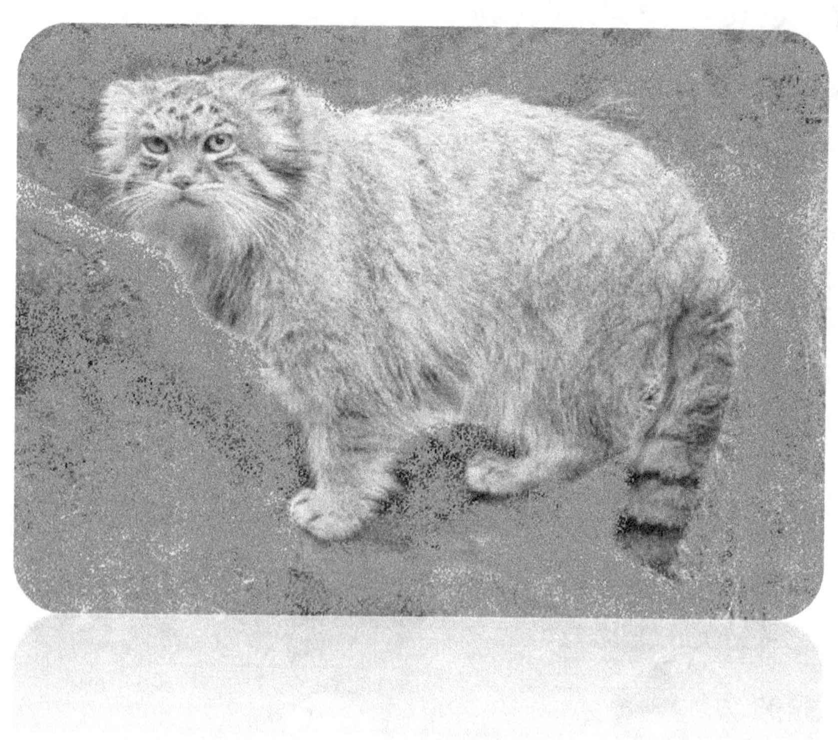

1. – Nez droit - **312601219749**

2. - Nez latéral gauche - **374891298748**

3. - Avant - **518531219641**

4. - Oreille - **319891219718**

5. - Tête - **368781298741**

6. - Cou - **301274218751**

7. - Croix – **364801219858**

8. - Columna vertébral - **317541217898**

9. - Onde C- **364541218749**

10. - Axillaire supérieur m - **368571298749**

11. - Labio superior - **315851215648**

12. - Joues - **306501549781**

13. - Guillaume - **385364219741**

14. -M inférieur - **585748549897**

15. - Poitrine - **688531789514**

16. - Épaule H - **198531298748**

17. - L'ateral - **381231498749**

18. - Ventre - **394781298741**

Neuf d'entre eux. - Etles extrémités précédentes - **509604298748**

20. - Membres ultérieurs - **608541298741**

21. - Phaut - **301609519748**

Systèmes d'organes internes de Manul :

– Système nerveux – **501298748741**

– Cuir – **536189598749**

– Organe de vision – **345894478361**

– Organe auditif d'équilibre – **519781298641**

– Orgue olfactif – **301219789648**

– Organe du goût – **384831319648**

– Système digestif – **374851219789**

– Système respiratoire – **368741298748**

– Système cardiovasculaire – **589781298641**

– Système hématopoïétique – **549531298741**

– Système urinaire – **501969789781**

– Système reproducteur masculin – **304894219781**

– Système reproducteur des femelles – **385681298749**

– Glandes endocrines – 017549217498

ONCILLA (TIGRILLO) - 385741298649

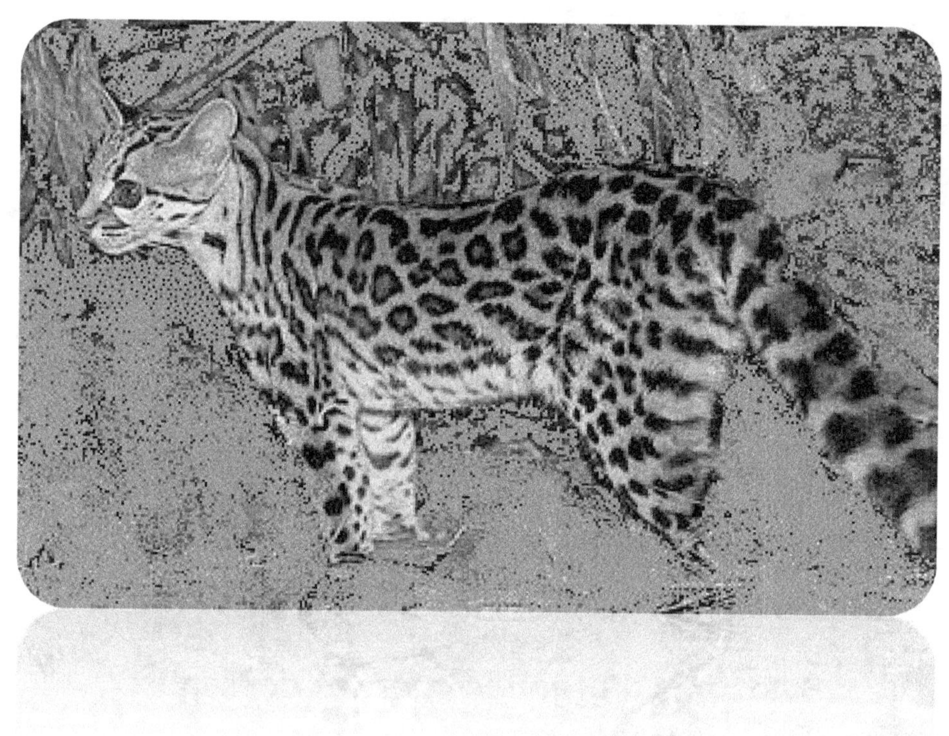

1. – Nez droit - **517318519641**

2. - Nez côté gauche - **498781298641**

3. - Avant - **534218749741**

4. - Oreille - **368541298748**

5. - Tête - **368741298531**

6. - Cou - **361381297574**

7. - Croix - **314801298507**

8. - Colonne vertébrale - **383141898641**

9. - Cola - **361294298788**

10. - Mâchoire supérieure - **349851218748**

11. - Lèvre supérieure - **301294694781**

12. - Joues - **309564298701**

13. - Guillaume - **301851298719**

14. - Mâchoire inférieure - **315648581741**

15. - Poitrine - **615318598781**

16. - Épaule - **638501298648**

17. - Latéral - **319851298741**

18. - Estomac - **314851219781**

19. - Membres antérieurs - **368741298318**

20. - Membres postérieurs - **381781498641**

21. - Pattes - **519841219648**

Systèmes des organes internes de l'oncil:

– Système nerveux – **531681298741**

– Cuero – **601298758491**

– Organe de vision – **501298398681**

– Organe auditif équilibré – **539681298741**

– Orgue olfactif – **319741298714**

– Orgue gustatif – **306548789749**

– Parato digestif– **641298379748**

– Système respiratoire– **319751298648**

– Sistema cardiovasculaire – **316081298749**

– Système hématopoïétique – **501297589641**

– Système urinaire– **531298748647**

- Unparato reproducteur mâle - **313851498749**

– Unparato reproducteur de femelles – **316519719891**

– Glandes endocrines – **517514519891**

OCELOT (OCICAT) - 564849298748

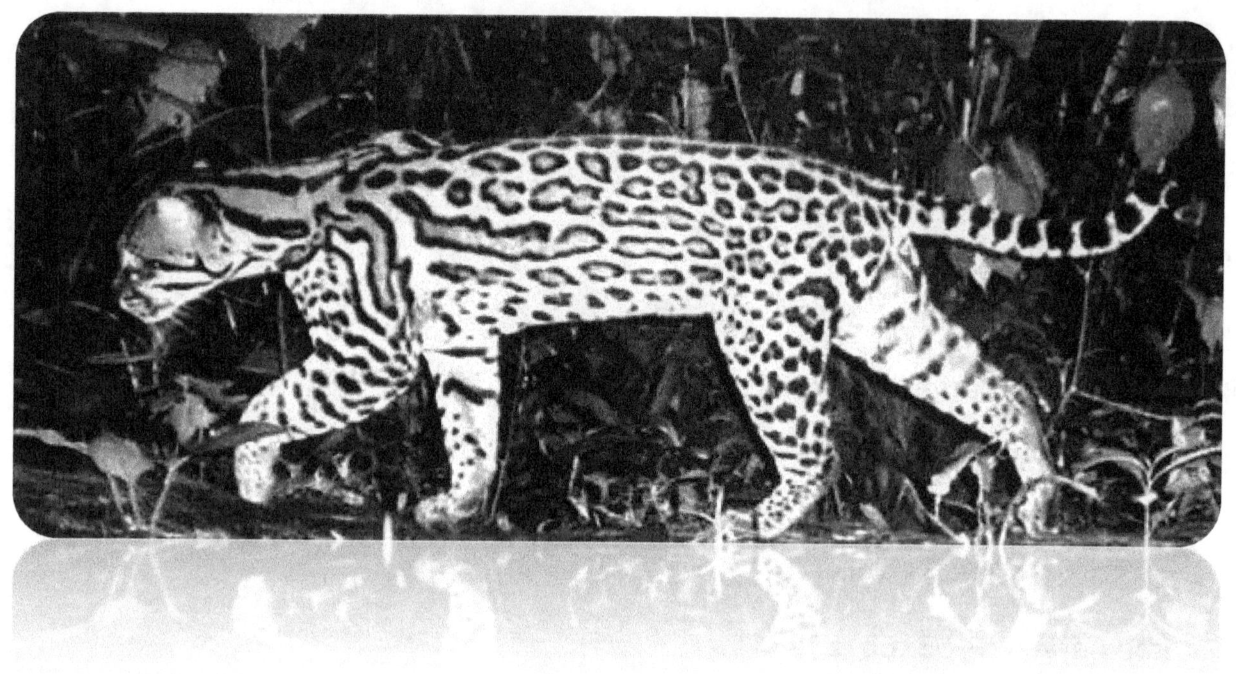

1. - Nez côté droit - **371219898748**

2. - Nez gauche - **316519898748**

3. - Avant - **368541218741**

4. - Oreille - **364891548317**

5. - Tête - **354851298741**

6. - Cou - **384741298548**

7. - Croix - **318541298748**

8. - Colonne vertébrale - **314851648749**

9. - Cola - **501294598749**

10. - Mâchoire supérieure - **516831219741**

11. - Lèvre supérieure - **317581298741**

12. - Joues - **364851298751**

13. - Guillaume - **315748319748**

14. - Mâchoire inférieure - **364851298758**

15. - Poitrine - **315749598749**

16. - Épaule - **618319519741**

17. - Latéral - **316581378374**

18. - Estomac - **374851298749**

19. - Membres antérieurs - **314891298781**

20. - Membres postérieurs - **368541298748**

21. - Pattes - **501298749781**

Systèmes d'organes internes Ocelot:

– Système nerveux – **318514218741**

– Cuir – **531294278374**

– Organe de vision – **601248549781**

– Organe auditif d'équilibre – **508549519641**

– Orgue olfactif – **306894794871**

– Organe du goût – **309851297581**

– Système digestif – **589741298731**

– Système respiratoire – **389741298748**

– Système cardiovasculaire – **501989598741**

– Système hématopoïétique – **501649598731**

– Système urinaire – **364851298741**

- Système reproducteur mâle - **195748549741**

– Système reproducteur des femelles – **096581298749**

– Glandes endocrines – **018541298016**

LYNX – 542109888749

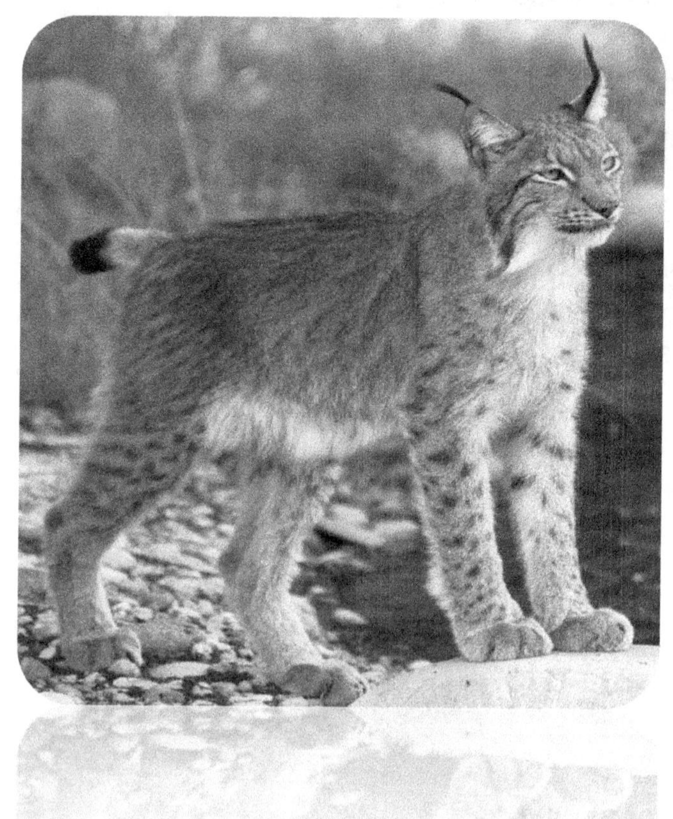

1. - Nez côté droit - **311589708641**

2. - Nez latéral gauche - **509781319498**

3. - Avant - **506498749741**

4. - Oreille - **501364298741**

5. - Tête - 306849518317

6. - Cou - **685749519748**

7. - Croix - **395781298748**

8. - Colonne vertébrale - **198741298748**

9. - Cola - **597539649781**

10. - Mâchoire supérieure - **364851298749**

11. - Lèvre supérieure - **109601298749**

12. - Joues - **149851298789**

13. - Guillaume - **312681298749**

14. - Mâchoire etnferior - **309851298749**

15. - Coffre - **175189498741**

16. - Épaule - **542104298741**

17. - Latéral - **321748518641**

18. - Estomac - **369751298741**

19. - Membres antérieurs - **361541298748**

20. - Membres postérieurs - **306581298749**

21. - Pattes - **197574298781**

Systèmes des organes internes de la Lince:

− Système nerveux − **501294298741**

− Piel − **364291748781**

− Organe de vision − **581364298748**

− Organe auditif d'équilibre − **304501298741**

− Orgue olfactif − **368741298748**

− Organe du goût − **064851298741**

− Système digestif − **379851298748**

− Système respiratoire − **306581298741**

− Système cardiovasculaire − **504808598648**

− Système hématopoïétique − **301509609748**

− Système urinaire − **506124298748**

− Système reproducteur masculin − **364898598747**

− Système reproducteur des femelles − **315781219648**

− Glandes endocrines − **317584719781**

LYNX ROUGE - 368019519781

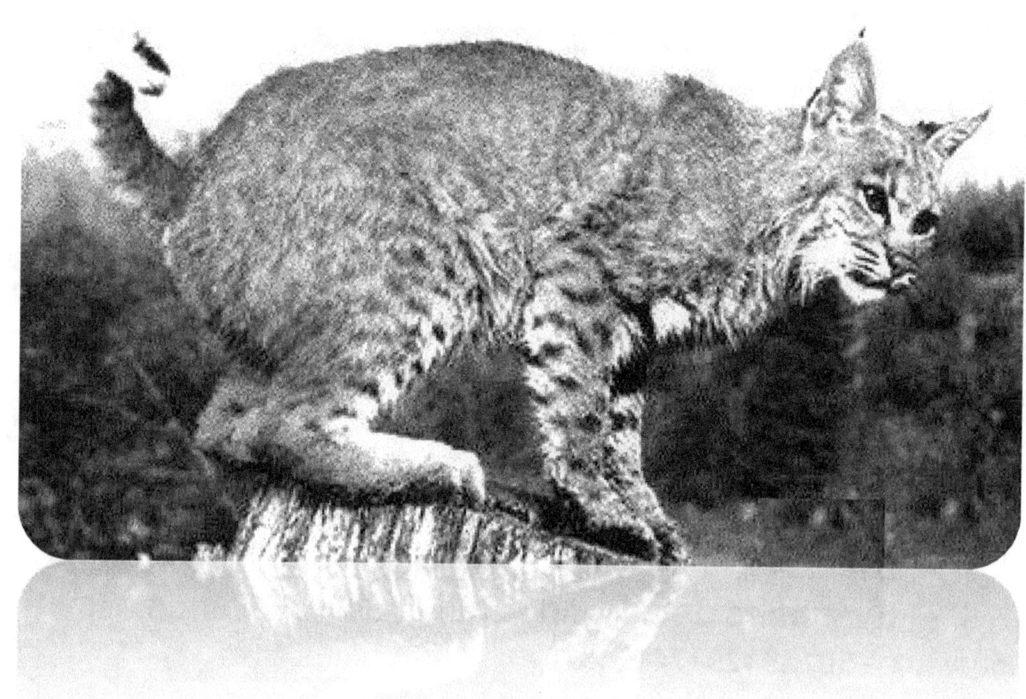

1. – Nez droit - **319851219648**

2. – Nez latéral gauche - **368061298781**

3. - Avant - **519751298741**

4. - Oreille - **389781298649**

5. - Tête - **358016319748**

6. - Cou - **519681219781**

7. - Croix - **358748519748**

8. - Colonne vertébrale - **129513819614**

9. - Cola - **501294368748**

10. - Mâchoire supérieure - **549891798641**

11. - Lèvre supérieure - **581219719641**

12. - Joues - **319581298741**

13. - Barbilla - **016589369741**

14. - Mandíbula inferior - **309851298741**

15. - Poitrine - **898749519641**

16. - Épaule H - **608589798771**

17. - L'ateral - **197564898751**

18. - Ventre - **317519719741**

Neuf d'entre eux. - Etles extrémités précédentes - **361218518749**

20. - Membres ultérieurs - **368749519781**

21. - Phaut - **129748519789**

Systèmes des organes internes du lynx rouge

– Système nerveux – **518371298781**

– Cuir – **316514219788**

– Organe de vision – **301589798749**

– Organe auditif d'équilibre – **589751298741**

– Orgue olfactif – **308594298641**

– Organe du goût – **301294298748**

– Système digestif – **531891219648**

– Système respiratoire – **309604298741**

– Système cardiovasculaire – **584581298741**

– Système hématopoïétique – **504891519641**

– Système urinaire – **301298749641**

– Système reproducteur masculin – **583154319648**

– Système reproducteur des femelles – **379891298647**

– Glandes endocrines – 519574298741

SERVAL – 513848519641

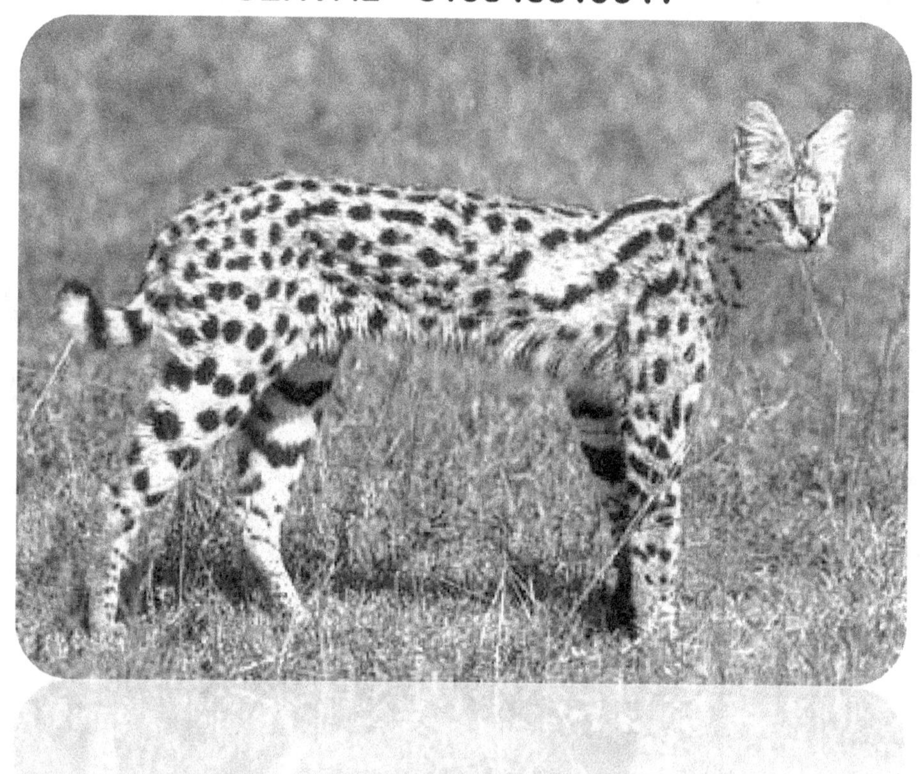

1. - Nez droit - **158371298748**

2. - Nez gauche - **361219718317**

3. - Avant - **583681218749**

4. - Oreille - **538781298741**

5. - Tête - 531064298749

6. - Cou - 198749298748

7. - Croix - **175891298648**

8. - Colonne vertébrale - 317514298718

9. - Cola - **368741298749**

10. - Mâchoire supérieure - **301298749571**

11. - Lip s uperior - **318718519647**

12. - Joues - **364851298749**

13. - Guillaume - **178549298747**

14. - Mâchoire etnferior - **301294298781**

15. - Poitrine - **364017519819**

16. - Épaule - 160854298748

17. - Latéral - **145781298747**

18. - Ventre - **185781234178**

19. - Membres antérieurs - **501294298701**

20. - Membres postérieurs - **649871298748**

21. - Pattes - **509751298641**

Système de servage viscéral

– Système nerveux– **781298648**

– Piel – **319781219784**

– Organe de vision– **315891218749**

– Organe auditif d'équilibre – **549851698741**

– Orgue olfactif – **371219519648**

– Organe du goût – **319851379864**

– Système digestif – **375894319781**

– Système respiratoire – **549871219648**

– Système cardiovasculaire – **364891219898**

– Système hématopoïétique – **585741298749**

– Système urinaire – **368574298781**

– Système reproducteur masculin – **194591298747**

– Système reproducteur des femelles – **318548718741**

– Glandes endocrines – **314801219781**

JAGUAR – 598741261078

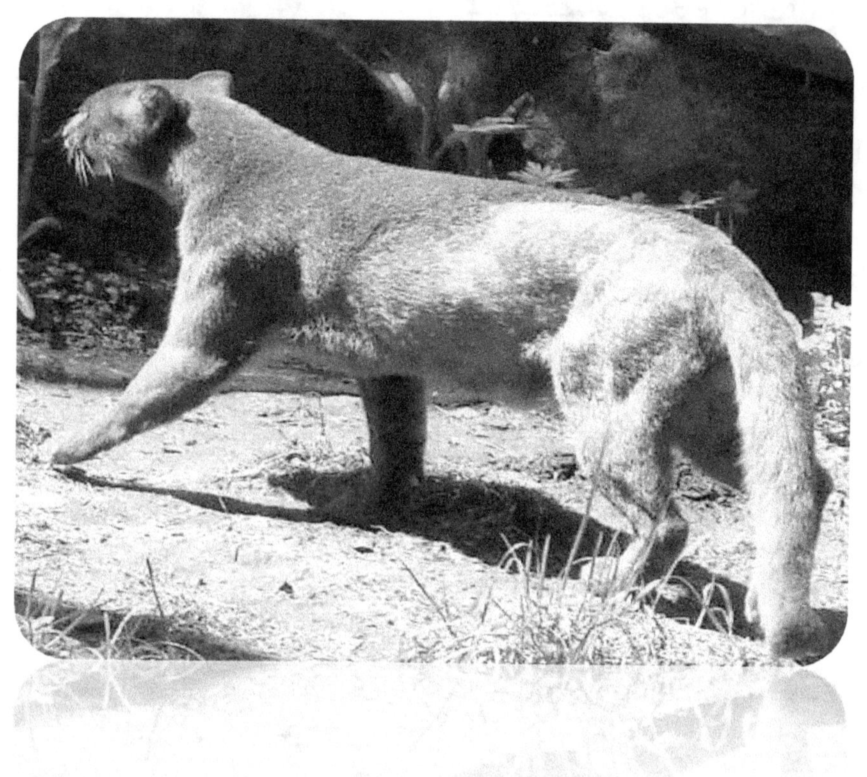

1. – Nez droit - **519514219718**

2. - Nez latéral gauche - **316514298794**

3. - Avant - **198748519741**

4. - Oreille - **648781298741**

5. - Tête - **593891294858**

6. - Cou - **518781298749**

7. - Croix - **515891298748**

8. - Spine vertebral - **316791298748**

9. - Cola - **315748319641**

10. - Mâchoire supérieure - **58129429874**

11. - Lèvre supérieure - **314851298781**

12. - Joues - **368571298364**

13. - Guillaume - **315851298649**

14. - Maxillaire inferior - **371291278368**

15. - Coffre - **154851298741**

16. - Épaule - **618781298749**

17. - Latéral - **138061298741**

18. - Estomac - **316019298741**

19. - Membres à nteriores - **301294519748**

20. - Membres potentiels - **683148598741**

21. - Pattes - **019754298784**

Système viscéral del Jaguar

– Système nerveux – 318541298741

– Peau – 364851298741

– Organe de vision – **497581298741**

– Organe auditif d'équilibre – **539641298748**

– Orgue olfactif – **361218749218**

– Organe du goût – **308584106471**

– Système digestif – **068531298741**

– Système respiratoire – **531548741219**

– Système cardiovasculaire – **361291371271**

– Système hématopoïétique – **508648398741**

– Système urinaire – **361291718749**

– Système reproducteur masculin – **318361218749**

– Système reproducteur féminin – **016498751317**

– Glandes endocrines – **549891298718**

MALADIES DU CHAT

Maladies infectieuses des chats - **519514219**

Maladies virales des chats - **316819317**

Rage - 354891518

Unemaladie virale aiguë qui se produit avec de graves dommages au système nerveux. Tous les animaux et les humains y sont sensibles. L'agent pathogène est un virus de la famille des myxovirus.

Panleucopénie - 349519851

(étérite à parvovirus, gastro-entérite infectieuse, maladie de Carré, etc.) est une maladie virale aiguë très contagieuse des mammifères félins, caractérisée par des lésions du tractus gastro-intestinal des animaux et une diminution significative du nombre total de leucocytes dans le sang.

Rhinotrachéite infectieuse - 585749871

Virus de l'herpès, trachéite des chats, une maladie aiguë caractérisée par des lésions des yeux et des organes respiratoires. Toutes les races de chats sont touchées, quel que soit leur âge.

Calcivirus félin - 515854317

Ils'agit d'une maladie contagieuse aiguë (contagieuse), accompagnée de fièvre et de lésions du système respiratoire.

Chlamydia - 368749871

Zoonose aiguë ou chronique des chats, des chiens, d'autres animaux et des humains, caractérisée par de la fièvre, une conjonctivite, une rhinite, une pneumonie et des lésions du système génito-urinaire.

Leucémie virale (leucémie) - 314858016

Maladie virale zoonotique du chat, caractérisée principalement par des lésions du système hématopoïétique et des tumeurs malignes des tissus lymphoïdes et myéloïdes (lymphosarcome).

Maladies respiratoires infectieuses - 348549781

Lenom général est infections mixtes aiguës hautement contagieuses, caractérisées principalement par une inflammation catarrhale des muqueuses des voies respiratoires supérieures, de la cavité buccale et de la conjonctive.

Maladies fongiques - 583649741

Trichophytose - 501298749 - ou teigne, une maladie fongique contagieuse caractérisée par la formation sur la peau de zones chauves arrondies et très limitées avec dermatite exsudative et folliculite purulente. Cette maladie peut également affecter une personne.

Microspore - 368541297 - une maladie fongique hautement contagieuse caractérisée par des dommages à la peau et à ses dérivés. Cette maladie est causée par des champignons du genre Microspores. Ils infectent les chats, les chiens, les rats, les souris et les humains.

Maladies invasives (parasitaires) des chats - 368741291

Dose panier - 310189890

E maladies des chats causées par des ténias de l'ordre des Cyclophyllideae - vrais cestodeset ténias de l'ordre des Pseudophyllideae - faux cestodes.

Diphyllobotriosis - 301298749

Les ténias matures parasitent dans l'intestin grêle des hôtes définitifs et des larves (plérocercoïdes) - dans divers organes et tissus d'hôtes supplémentaires - les poissons d'eau douce.

Dipilidiose - 197549897

Lamaladie est causée par un cestode de la famille des Dipylidiidae du sous-ordre des Hymenolepidata. Le parasite réside dans l'intestin grêle. Parfois, une personne est infectée par un helminthe.

Mésocéstoïdose - 314851298

Lamaladie est causée par des ténias de la famille des Mesocestoididae du sous-ordre des Mesocestoidata. Les cestodes adultes parasitent dans l'intestin grêle des hôtes définitifs et des larves (tétrathyridie) dans le thorax et les chambres abdominales, le diaphragme, les parois des vaisseaux sanguins et les intestins, la chemise cardiaque, le goitre, le foie et les ganglions lymphatiques d'autres hôtes.

Hydatiosis des chats - 518313894 -

Maladie des chats domestiques et sauvages causée par des ténias de la famille des Taeniidae sous-ordre Taeniata. Le site de localisation des cestodes est l'intestin grêle. Au stade larvaire, les cestodes parasitent dans le foie, moins souvent dans les cavités thoracique et abdominale des hôtes intermédiaires.

Dosage de Nemato - 198701016

Maladies des chats et de nombreuses autres espèces de carnivores causées par des helminthes ronds (en coupe transversale) de la classe des nématodes.

Toxicaríais - 316897581

Lamaladie est causée par des helminthes ronds de la famille des Anisakidae. Les helminthes parasitent dans l'intestin grêle.

Trichinose - 178064851

Maladie causée par des helminthes ronds de la famille des Trichinellidae aux stades adulte et larvaire. Les helminthes adultes (adultes) parasitent la cavité et les parois de l'intestin grêle et les larves les muscles squelettiques.

Tominksoz (eukoleoz) - 585751894

Enilledad causé par des helminthes ronds avec la forme de fil de la famille des Capillaridae. Les helminthes parasitent les bronches, la trachée et les fosses nasales. Dans le même temps, les helminthes ont des effets mécaniques et allergiques de nature locale et générale.

Anquilostomiase - 314851587

Dose deN emato causée par les helminthes ronds de la famille des Ancylostomatidae. Les helminthes parasitent dans l'intestin grêle. La maladie est caractérisée par une indigestion chez l'animal et des lésions cutanées pendant la période de migration des larves.

Protozoaires **- 581019564**

Cystisosporose - 317585748

Ilssont causés par plusieurs espèces de protozoaires de la famille des Eimeridae de l'ordre des Coccidies. Les coccidies parasitent chez le chat la membrane muqueuse de l'intestin grêle. Chez les hôtes intermédiaires - dans les organes et les tissus internes.

Sarcosporidiose - 518317518

Maladies protozoaires des chats causées par divers types de sarcosporidies - coccidies du genre Sarcocystis, avec localisation dans la membrane muqueuse de l'intestin grêle des hôtes définitifs. L'homme est également sensible à cette invasion.

Toxoplasmose – 168751014

Infection generalizada. L'agent causal est le parasite protozoaire Toxoplasma gondii. Le plus souvent, la toxoplasmose chez le chat se manifeste par un léger rhume ou une indigestion à court terme. Au début de la maladie, une léthargie, un refus de manger, des vomissements et une gêne intestinale peuvent être observés. Après un certain temps, les kystes deviennent passifs et la maladie prend une forme latente, sans se manifester cliniquement.

Aracnose - 548748491

Maladies animales causées par les arachnides. De tous les arachnides, les tiques sont les plus importantes vétérinaires.

Ixodidose - 318537561

Untaque massif aux chats par les tiques de la famille des Ixodidae (tiques ixoda), toxicose transmise par les tiques se produit.

Trombiculose - 368589541

Enfermedad causée par des larves de tiques de veau rouge de la famille des Trombiculidae.

Cheilétiose - 108748981

E maladie causée par Cheiletiella yascuri - petites tiques de 0,25 à 0,5 mm de long, jaune clair. Ils parasitent à la surface de la peau des animaux et se nourrissent de liquide tissulaire et de lymphe.

Maladies internes non transmissibles des chats - 538741298

Maladies du système cardiovasculaire des chats - 361298741

Myocardite - 853108479

Inflamación du muscle cardiaque, aigu et chronique; il se présente comme une maladie primaire ou secondaire à d'autres (septicémie, urémie, pancréatite), plus fréquemment des maladies infectieuses et invasives (peste, entérite à parvovirus, piroplasmidosis, etc.), empoisonnement, allergies. La myocardite peut être focale ou diffuse.

Miomicardose - 697548741

La myocardose est une maladie non inflammatoire caractérisée par des processus dégénératifs dans le myocarde. La myocardose se présente sous la forme d'une dystrophie myocardique sans lésions destructrices prononcées du symplaste et de la dégénérescence myocardique.

Endocardite - 368748581

L'endocardite est une inflammation de la paroi interne du cœur: elle peut être aiguë et chronique, valvulaire et pariétale, verruqueuse et ulcéreuse. Il est généralement observé à la suite de lésions toxiques-infectieuses et de complications de la myocardite.

Malformations cardiaques – 165348784

Les malformations cardiaques surviennent généralement à la suite d'une endocardite antérieure et, moins fréquemment, d'une anomalie congénitale.

Péricardite – 149851648

La péricardite est une inflammation du péricarde, généralement secondaire à des maladies infectieuses, telles que la tuberculose. prédisposer à la maladie affaiblissement de l'endurance, hypothermie, épuisement, surmenage, stress. L'inflammation peut se déplacer des tissus voisins (plèvre, myocarde).

Infarctus du myocarde - 685371298

C'est un foyer de nécrose dans le muscle du ventricule gauche, résultant de l'arrêt de son approvisionnement en sang, c'est-à-dire de l'ischémie.

Anémie (anémie) - 534891749

Une violation de la composition des composants du sang, exprimée par une diminution du nombre absolu de globules rouges et une diminution de la quantité d'hémoglobine.

Maladies du système respiratoire des chats - 531649897

Rinite – 175849871

La rhinite est une inflammation de la muqueuse nasale. Elle peut être primaire (parasites, dommages mécaniques) et secondaire (peste, hépatite virale).

Distinguer:

- Initiation aiguë R- **519751871**

- Rinite chronique- **649549781**

- Rinitis catarrhale - **537851641**

- Rinitis crapulosa - **608569781**

- R initie folliculaire - **319879641**

Laringite - 519517891

Laryngite - inflammation de la membrane muqueuse du larynx -

Distinguer:

- Aringite aiguë- **534894781**

- Aringite chronique- **539678541**

- Aringite catarrhale - **589748741**

- Laringitis cuprosa - **568741298**

- Pharyngite aryngée - **574851297**

Bronchite - 648781019

La bronchite peut englober tout l'arbre bronchique (bronchite diffuse), les grosses bronches (macrobronchite) ou seulement la petite bronchite (microbronchite).

Distinguer:

- Ronquite aiguë B - **549751291**

- Snorchite chronique B - **647539781**

- Bronchite catarrhale - **018319741**

- Bronquitis purullenta - **589534741**

- Rronquite hémorragique B - **369891294**

- Bronquitis fibrinosa - **361298748**

Pneumonie à cuprose - 318549871

La pneumonie de Cuosa est une inflammation fibrineuse lobaire aiguë, d'une grande concentration, des poumons. Avec la pneumonie à cuprose, les fonctions du système nerveux central, du cœur, des reins, du foie et des intestins sont perturbées. Dans une évolution sévère de la maladie, si un traitement intensif n'est pas effectué, l'animal peut mourir de suffocation, d'hyperthermie, d'arrêt cardiaque ou respiratoire.

Bronchopneumonie - 319719864

Bronchopneumonie - (bronchopneumonie catarrhale, pneumonie lobulaire, focale) - inflammation focale des bronches et des lobes des poumons, accompagnée de leur remplissage avec de l'exsudat catarrhal. Il survient principalement chez les animaux jeunes, émaciés et âgés.

Pleurésie - 898749541

La pleurésie est une inflammation de la plèvre. Elle survient primaire et secondaire, unilatérale et bilatérale, sèche et humide (épanchement), séreuse, séreuse-fibrineuse, purulente et putride. Principalement, la maladie survient après l'hypothermie, en particulier chez les personnes âgées, épuisées et émaciées, en tant que complication du pneumothorax, de la pneumonie et de la tuberculose.

Emphysème - 314808641

L'emphysème est une augmentation pathologique du volume pulmonaire.

Emphysème alvéolaire - 364064508

L'emphysème alvéolaire est associé à une expansion des poumons due à une augmentation du volume des alvéoles.

Emphysème interstitiel – 808498681

Oucela se produit lorsque l'air pénètre dans l'interstitium (tissu conjonctif interlobulaire) en raison de la rupture des bronches, des cavernes.

Distinguer:

Aiguë - **518549741**

Chronique – **319598781**

Maladies du système digestif des chats - 368751298

Stomatite - 129789781

La stomatite est une inflammation de la muqueuse buccale.

Distinguer:

- Stomatite catarrhale - **539681291**

- Stomatite vésiculeuse - **361298718**

- Stomatite ulcéreuse - **519714218**

- Stomatite diphtérique - **501291478**

- Stomatite phlegmoneuse - **301298519**

- Stomatite gangreneuse - **316891514**

- Stomatite aiguë - **608594708**

- Stomatite chronique - **519719891**

- Stomatite focale - **316898741**

- Stomatite diffuse - **548591218**

Oreillons - 631581217

Les oreillons sont une inflammation des glandes salivaires. Il se produit rarement en raison de causes infectieuses ou secondaire à la stomatite, la pharyngite et la peste.

Pharyngite - 537548741

Pharyngite: inflammation du palais mou, du pharynx, des follicules lymphatiques, ainsi que de la sous-muqueuse, des muscles et des ganglions lymphatiques pharyngés.

- Pharyngite aiguë - **536891791**

- Pharyngite chronique - **539691891**

- Obstruction de l'œsophage – **618714317**

Péritonite - 893648549

La péritonite est une inflammation limitée ou générale du péritoine associée à une exsudation accrue dans la cavité abdominale. Le plus souvent, cela se produit secondairement.

- Péritonite aiguë - **316818317**
- Péritonite chronique - **318749541**
- Péritonite séreuse – **368748541**
- Péritonite hémorragique – **308749201**
- péritonite purulente - **361294597**

Ascite - 313894518

L'ascite (hydropisie abdominale) est une accumulation de transsudat dans la cavité abdominale. Il est plus fréquent chez les animaux âgés, émaciés et émaciés.

Hepatitis - 689741219

Inflammation du foie de nature diffuse, accompagnée d'hyperémie, d'infiltration cellulaire, de dystrophie, de nécrose des hépatocytes et d'autres éléments structurels, insuffisance hépatique prononcée.

Pancréatite aiguë - 835748648

Ecrose du pancréas. Cette maladie est observée lorsque la bile pénètre dans la lumière des canaux pancréatiques.

Hipovitaminose A - 613531841

Il se produit lorsqu'il est nourri avec des aliments contenant peu ou pas de vitamine A, ainsi que dans les maladies chroniques du tractus gastro-intestinal, accompagnées de processus d'absorption altérés, et dans les maladies du foie avec altération de la sécrétion biliaire.

Hipovitaminosis D - 781318541

La vitamine D contribue à la rétention du phosphore et du calcium dans le corps du chat et à son dépôt dans le tissu osseux. Le manque de cette vitamine chez les jeunes animaux provoque des troubles du métabolisme du phosphore et du calcium, des troubles profonds des processus de formation osseuse et un retard de croissance - rachitisme, et chez les adultes - ostéomalacie.

Hipovitaminose E - 519749891

Le principal signe de manque de cette vitamine est une violation de la fonction de reproduction. Chez les mâles, l'impuissance se produit, à la suite de laquelle l'accouplement est impossible, chez les femelles, des fausses couches se produisent, des embryons meurent ou se dissolvent, une progéniture faible naît.

Hipovitaminose K - 164891518

Le manque de cette vitamine est associé à la manifestation d'une pathologie telle que la diathèse hémorragique. Les signes de la maladie sont une perte d'appétit, des saignements de nez, l'apparition de sang dans l'urine et les selles, des hémorragies sous la peau, dans la cavité péritonéale, dans les muscles, des ulcères et des plaies qui ne guérissent pas à long terme, une diminution de la quantité d'hémoglobine et de globules rouges dans le sang.

Hipovitaminose B1 - 319519891

Avec cette pathologie, il y a une forte perte de poids de l'animal, un manque d'appétit, des vomissements, une faiblesse générale, une perte de vision, parfois un pas instable, des tremblements, puis une parésie et des convulsions apparaissent.

Hipovitaminose B2 - 539749897

Avec cette pathologie, il y a une diminution du poids corporel du chat avec un développement accru de la dermatite et des rougeurs de la peau. Des ulcérations peuvent être observées sur la surface interne des joues. L'animal s'affaiblit, la démarche devient incertaine.

Hipovitaminose B3 - 138649871

Avec le manque de vitamine, le système nerveux est affecté, l'activité réflexe conditionnée diminue, les crises sont remarquées plus tard et la coordination des mouvements est perturbée. Lésions cutanées possibles sous forme de dermatite. Chez les chats matures, une violation de la fonction de reproduction a été observée.

Hipovitaminose B5 - 601298749

Les principaux symptômes de cette carence en vitamines sont la perte d'appétit, l'absence de réaction, le mépris de l'environnement, la salivation, les ulcères sur les gencives et les muqueuses de la bouche. La langue s'épaissit et est recouverte d'une couche gris-noir, le fonctionnement du tractus gastro-intestinal est perturbé et une diarrhée sanglante peut commencer. Il y a une paralysie de l'arrière du corps, des crises nerveuses.

Hipovitaminose B6 - 189741298

Chez les chatons, les signes de manque de cette vitamine sont un retard de croissance, des caries, une anémie hypochrome et une excrétion accrue d'ammoniac dans l'urine, l'urée, l'acide urique et le xanturène.

Hypovitaminose due à l'acide folique - 531549871

La carence en acide folique contribue au développement de l'anémie. Le besoin de cette vitamine augmente pendant la grossesse et l'allaitement. Il y a un ralentissement de la croissance des jeunes animaux, une léthargie, une faiblesse, une diarrhée et souvent un épuisement de l'animal.

Hipovitaminose B12 - 618318741

Un symptôme de carence en vitamine B12 est une diminution de l'appétit chez les animaux ou son absence complète. Chez les chatons, la croissance ralentit, une anémie des muqueuses est observée et une excitabilité accrue est souvent observée. La carence en vitamines pendant la grossesse conduit à la naissance d'une progéniture non viable.

Hipovitaminose B4 - 148564871

L'insuffisance de choline dans le corps provoque une infiltration graisseuse du foie et son absence prolongée entraîne une cirrhose du foie. Avec le développement de la cirrhose du foie, les chats perdent du poids et une violation de la fonction de sécrétion biliaire peut être accompagnée d'une jaunisse.

Maladies du système nerveux - 368749871

Épilepsie - 219719841

Maladie chronique, accompagnée de crises périodiques avec perte de sensation.

Encéphalite - 364898317

Inflammation ducerveau, le plus souvent observée simultanément avec une inflammation de la moelle épinière (encéphalomyélite). Dans le même temps, les membranes cérébrales peuvent ou non être impliquées dans le processus.

Méningite - 318549371 –

linflammation des membranes du cerveau et de la moelle épinière.

Mielitis - 648517371 –

Inflamación de la moelle épinière.

Maladies des glandes endocrines – 571298748

Œstrogénique, syndrome de féminisation – 3157586

L'influence de substances toxiques de l'extérieur et le développement de troubles circulatoires sur les reins entraînent souvent une nécrose de l'épithélium tubulaire.

Urétrite - 385749571

Etinflammation de la membrane muqueuse de l'urètre ou de l'urètre.

Cystite - 317581291

Inflammation aiguë ou chronique de la membrane muqueuse de la vessie, qui se distingue par la gravité de l'inflammation et la durée de la maladie.

Urolitiase – 368741291 Unemaladie accompagnée de formation dans les tubules rénaux, le bassinet du rein et la vessie ou piégée dans la lumière de l'uretère, l'urètre des calculs urinaires - urolithes - en cours de lithiase urinaire.

Paralysie et atonie de la vessie – 364598781

Ils semanifestent par l'incapacité de leurs parois à se contracter, une forte expansion de la cavité et une stagnation de l'urine.

Maladies chirurgicales des chats – 315718064

Blessures - 314098781

Le traumatisme est un complexe de troubles morphologiques et fonctionnels qui surviennent dans les tissus et les organes à la suite d'une exposition à divers facteurs externes qui provoquent une violation de l'intégrité et de la fonction des structures, des vaisseaux sanguins, des lymphatiques et des nerfs. Selon l'origine et les causes, on distingue les principaux facteurs traumatiques suivants:

- Sions mécaniques - **568741298**

- Ions physiques - **738549751**

- Ions chimiques - **361298751**

- Ions biologiques - **368718718**

- Problèmes de stress - **601298514**

- Blessure électrique - **549781918**

Plaies - 398759748

Plaies - dommages mécaniques ouverts à la peau, aux muqueuses et aux tissus et organes profonds, accompagnés de douleur, de bouche, de saignements et parfois de dysfonctionnement.

Bits - **371514298**

Morsures de serpents et d'araignées venimeuses - **489064718**

Dommages mécaniques fermés - **651537514**

De tels dommages peuvent être de gravité variable, mais avec la préservation de l'intégrité de la peau. Conséquences des dommages mécaniques fermés :

- Plaie - **157538748**

- Ecchymoses - **301581369**

- Infoextravasados - **315718371**

- Compression - **537381294**

- Commotion cérébrale - **508749541**

- Étirement - **315781217**

- Lagrimas - **368571298**

- Pauses - **751589719**

- Dislocations - **314801219**

- Hhernie traumatique - **589751214**

- Unbortos traumatique - **536891371**

Blessure électrique -549781918

Les cordons électriques nus sont souvent la cause de blessures électriques chez les chats qui les piègent avec leurs dents.

Effondrement et choc - 315891371

Avec diverses blessures, blessures et blessures aux petits animaux domestiques, des effondrements et des bosses peuvent se développer.

Maladies de la peau - 358064581

Eczéma - 019589741

L'eczéma est une maladie inflammatoire des couches superficielles de la peau.

Dermatite - 364891278

La dermatite est une inflammation de toutes les couches de la peau sans éruption cutanée. Le plus souvent, il y a une dermatite traumatique (mécanique) et de contact (sous l'influence de la physique ou chimique).

Lupus érythémateux - 509851274

Dermatoses d'origine auto-immune. Il existe deux formes de la maladie: chronique et aiguë.

Taxidermie - 305891594

La taxidermie (éruption toxique) est une inflammation aiguë de la peau de nature toxique ou allergique. La maladie se caractérise par la formation de taches érythémateuses, de vésicules, d'érosion, de fissures multiples. Le plus souvent, le processus est localisé sur le cuir chevelu de l'animal, mais parfois il se propage à d'autres zones.

Pyodermite - 306894591

Pyoderma - maladies pustuleuses de la peau.

Folliculite - 515748741

J'enflamme purulente du sac de cheveux (follicule).

Faire bouillir - 897541298 - inflammation purulente-nécrotique du follicule pileux, de la glande sébacée et du tissu adjacent, suivie d'une nécrose.

Anthrax – 368741294

Forma, fusion, furoncles divers.

Abcès - 301294858

Abcès (abcès, abcès): inflammation purulente spatialement limitée des fibres lâches, moins souvent

- d'autres tissus et organes, caractérisés par la prédominance de la suppuration sur la nécrose. L'inflammation purulente se termine par la formation d'une cavité interstitielle remplie de pus.

Phlegmon - 306584741

Le phlegmon est une inflammation purulente aiguë, moins souvent putréfiante, des fibres lâches, spatialement diffuses, étalées, caractérisée par une prédominance des phénomènes nécrotiques sur la suppuration.

Maladies musculaires - 375184898

Miosite - 109064571

Inflammation musculaire. Il existe une myosite purulente, parenchymateuse, interstitielle, fibreuse et ossifiante. Chez les petits animaux domestiques, la myosite purulente, rhumatismale et éosinophile est plus fréquente.

Myosite aiguë - **589781291**

Myosite chronique - **301298741**

Miopatose - 317519841

La maladie musculaire n'est pas inflammatoire. La myosite rhumatismale survient soudainement, passe rapidement et réapparaît. On pense que la maladie résulte d'une infection, d'une affection allergique ou de troubles neurodystrophiques, ainsi que d'un rhume.

Maladies des dents - 531718064

Tartare – 608549075

Pulpite - 158749718

Inflamación de la pulpe dentaire. La pulpe dentaire dans le canal radiculaire comprend le sang, les vaisseaux lymphatiques et les plexus nerveux, fournissant une nutrition à la dent. Causes de l'inflammation de la pulpe (pulpite): exposition de la pulpe (caries), fracture de la dent, transition du processus inflammatoire des tissus entourant la racine.

Parodontite – 501298741 Gonflement des tissus inflammation des tissus entourant la racine de la dent qui se développe dans la zone de la membrane conjonctive (parodonte) reliant la dent au tissu osseux de la mâchoire.

Carie dentaire - 649798841 - décomposition putréfactive progressive de la substance dentaire. Prédispose aux fractures dentaires, au tartre, à la prédisposition congénitale de la dent. Se développe souvent après la guérison de la peste. Les caries peuvent être superficielles, moyennes, profondes et complètes.

Maladies de l'oreille - 016589745

Hématome du pavillon de l'oreille - 501298749

Hématome - accumulation de sang sous la peau du pavillon de l'oreille avec formation d'une cavité lors de la rupture de vaisseaux sanguins.

Eczéma et dermatite du pavillon de l'oreille - 564898741

La maladie s'accompagne souvent d'une atteinte du conduit auditif externe (inflammation de l'oreille externe).

Ulcère - 509789749

La maladie se développe à la suite de morsures, d'égratignures, lorsque les blessures et les égratignures provoquent des processus pathologiques qui n'ont pas tendance à guérir. Inflammation de l'oreille (otite moyenne) - **758371294**

Il existe des otites moyennes de l'oreille externe, de l'oreille moyenne et de l'oreille interne. Dans les grandes villes avec une concentration importante de foyers, les animaux sont le plus souvent atteints d'otite moyenne catarrhale et purulente. On pense que les maladies du conduit auditif externe sont dues à des lésions mécaniques, à la reptation d'insectes, ainsi qu'à l'accumulation de soufre dans le conduit auditif sous la forme d'un bouchon de soufre, à la gale, à l'apparition de furoncles, à l'eczéma, à la dermatite et à des maladies fongiques. Les maladies de l'oreille moyenne et interne résultent généralement du développement d'une infection locale ou générale. Elles sont accompagnées ou précédées de rhinites, de pharyngites et de catarrhes de la trompe d'Eustache.

Maladies des yeux - 748578641

Plaies des paupières - 139898748

Les plaies des paupières peuvent être légères ou graves (superficielles, profondes et pénétrantes avec une atteinte à l'intégrité de toutes les couches de la peau).

Inflammation des paupières (blépharite) - 150149851

La maladie s'accompagne d'une rougeur et d'un épaississement du bord des paupières, de squames, de croûtes et de plaies à la base des cils. Les cils tombent, le bord des paupières s'épaissit fortement, ce qui entraîne un larmoiement constant et un volvulus cicatriciel.

Conjonctivite - 609851291

La conjonctivite (inflammation de la conjonctive) est une maladie fréquente chez les chats.

Inflammation de la cornée (kératite) - 758741298

La maladie est associée à une opacification de la cornée pendant l'inflammation. Lorsque le processus évolue favorablement, l'infiltrat se dissout et la transparence de la cornée est rétablie. Dans d'autres cas (lorsque l'évolution est compliquée), un abcès, un ulcère se forme et une perforation de la cornée se produit.

Épine - 531548749

Le défaut cornéen est ensuite comblé par du tissu conjonctif pour former une tache opaque.

Ulcère de la cornée - 531648741

Cette maladie est due à des lésions superficielles et profondes de la cornée, à l'introduction d'une microflore, au développement d'une infection avec formation d'un abcès et à la fonte des tissus. Un ulcère cornéen rampant se développe souvent.

L'opacification du cristallin (cataracte) - 315754891

L'opacification persistante du cristallin ou de la capsule chez le chat peut être due à des causes génétiques, traumatiques, symptomatiques ou toxiques.

La cause de la cataracte peut également être le diabète et l'âge sénile de l'animal. Selon la localisation, on distingue les cataractes capsulaires, corticales, nucléaires, polaires antérieures et postérieures, fusiformes, en couches et complètes.

Glaucome - 315784871

Maladie accompagnée d'une augmentation de la pression intraoculaire et d'une augmentation de la taille du globe oculaire.

Cécité nocturne (atrophie de la rétine) - 571219648

Maladies des articulations - 368781298

Arthrite (inflammation des articulations) - 104898741

La maladie survient lorsque les agents pathogènes de l'infection purulente (staphylocoques, streptocoques, etc.) pénètrent dans la cavité articulaire.

Arthrite purulente - 583581291

Arthrose (os concernés) - 537538361

Périosté (ligaments impliqués) - 315714817

Périarticulaire (tous les tissus périarticulaires sont concernés) - 531837571

Inflammation déformante de l'articulation - 361578378

L'inflammation entraîne des modifications des composants osseux, des excroissances osseuses sur les surfaces articulaires.

Arthrose - 574857548

La maladie articulaire de l'arthrose est dégénérative-destructrice, et non inflammatoire, ce qui entraîne des changements irréversibles dans les formations anatomiques osseuses et cartilagineuses.

Inflammation des tendons (ténosynovite) - 758378741

La maladie se manifeste dans différentes parties du corps, mais principalement dans la région des doigts, du poignet et du tarse.

Maladies de l'appareil locomoteur - 539751891

Périostite - 581619718

Périostite aiguë - 316851318

Périostite chronique - 375894361

Ostéite - 315718571

En règle générale, presque tous les éléments de l'os sont impliqués dans le processus inflammatoire : le périoste, l'os et la moelle osseuse.

Nécrose osseuse - 568318748

La maladie (nécrose osseuse) survient lors de processus inflammatoires purulents dans différentes couches du tissu osseux (périostite purulente, ostéomyélite), lors de blessures mécaniques (contusions, commotions, fractures osseuses), lors de divers effets physiques (gelures, brûlures) et chimiques.

Ostéomyélite - 315316498

La maladie consiste en une inflammation de la moelle osseuse, de la substance compacte et du périoste.

Fractures osseuses - 589378741

Dans chaque cas de fracture d'os tubulaires ou plats, il y a rupture de muscles, de fascias de vaisseaux sanguins, de nerfs, d'organes. En cas de fracture ouverte, la peau et d'autres tissus sont endommagés.

Fracture congénitale - 513851219

Fracture acquise - 318649715

Fracture fermée - 371894581

Fracture ouverte - 604898781

Fracture complète - 315318748 Fracture incomplète - 368789751

Ostéodystrophie alimentaire - 536548978

La maladie se développe en raison d'une mauvaise alimentation des animaux, d'une carence en phosphore, en calcium et en vitamines dans les aliments. Le tissu osseux se développe mal en raison d'une violation du métabolisme intra-osseux, l'animal souffre d'un retard de croissance et de rachitisme.

Maladies du rectum - 618749891

Plaies du rectum - 519718748

Les plaies surviennent lors de l'ingestion de corps étrangers pointus (le plus souvent des fragments d'os tubulaires lors de l'ingestion d'aliments).

Prolapsus du rectum - 537581298

La maladie est particulièrement fréquente chez les chatons, elle est causée par une faiblesse du sphincter de l'anus, qui se manifeste par une diarrhée ou une constipation prolongée.

Inflammation du rectum (proctite) - 315368748

Elle survient en cas de blessures et de plaies lors d'un examen rectal, de fragments d'os lors de fractures du bassin, lorsque le thermomètre se fend lors de la mesure de la température corporelle de l'animal par voie rectale, ainsi qu'en cas de diarrhée, de constipation, de cryostase, d'accouchement pathologique et de prolapsus de l'intestin.

Inflammation des glandes périanales - 361498741

Les principales causes de la maladie sont l'inflammation des canaux excréteurs des glandes (d'un ou des deux côtés), causée par le grattage, les blessures, le passage du processus inflammatoire à partir des tissus adjacents (phlegmon pararectal).

Phlegmon pararectal - 355149871

Inflammation purulente aiguë de la fibre lâche entourant le rectum - peut se produire sur le dessus du rectum, sur le côté, légèrement en dessous et en dessous. Les causes de la maladie sont une lésion du rectum ou de la région voisine, le passage du processus pathologique à partir des tissus environnants.

Fistules pararectales et pararectales -618519318

Fistules pararectales - 315368741 - fistules dans la région périanale.

Fistules pararectales - 518317514 - fistules dans la région fessière.

Les fistules peuvent être simples (complètes) ou complexes (incomplètes).

Fistule rectovaginale - 315318715

Maladies de la queue - 358618017

Plaies - 189374561

Ecchymoses - 397598751

Fractures - 513897489

Vertèbres - 649571318

Entorses - 313648714

Contractures - 195731298

Eczéma - 316891594

Ostéomyélite - 854317519

Caries vertébrales - 364851291

Tumeurs - 316851485

Tumeurs - 368531297

Fibrome - 301297541

Lipome - 371898064

Chondrome - 089591297

Ostéome - 314801294

Ostéosarcome - 315836498

Hémangiome - 315614291

Lymphangiome - 317894517

Leymiome - 316854314

Rhabdomyome - 318317518

Neurinome - 315894718

Gliome - 537898561

Papillomatose - 149871478

Obstétrique et gynécologie des chats - 349791818

Trouble de l'œstrus - 123894571

Anaphrodisie (Acyclia) Anaphrodisie (Acyclia) -314895741

Absence de symptômes externes d'œstrus.

Oestrus prolongé - 648748781

Proestrus prolongé - 375851298

Précurseur fortement prolongé.

Oestrus prolongé - 589549751

Pestrus qui a duré plus de 21 jours.

Pyomètre (métrite purulente) - 549851698

Se produit le plus souvent chez les adultes, les animaux vieillissants.

Kystes ovariens - 749891589

Formations cavitaires arrondies qui se développent à partir de follicules non ovulés ou de corps jaunes.

Endométrite - 751298648

Inflammation de la muqueuse utérine - l'endométrite - sous sa forme aiguë est plus souvent observée dans la période du post-partum. Inflammation catarrhale aiguë de l'endomètre.

Maladies du vagin, de la vulve et du vestibule génito-urinaire - 615319715

Vaginite (inflammation du vagin) bactérienne -315718641

Les causes les plus fréquentes sont les conditions défavorables de détention, l'alimentation de l'animal, diverses maladies et l'immunodéficience, qui entraîne la reproduction de bactéries non spécifiques.

Lésions vaginales - 368519714

Les lésions du canal de naissance chez les petits animaux de compagnie sont, en règle générale, le résultat de soins obstétriques incorrects. L'érosion du col de l'utérus et du vagin est une complication fréquente des lésions du canal de naissance dues à la pression.

Mastite - 517518741

Pathologies du post-partum - 685741298

Lésions du canal d'accouchement - 368781049

Lésions de l'utérus et de son col - 531689781

Pathologie de l'involution (contraction post-partum)

Utérus - 589741291

Éclampsie du post-partum (tétanie) - 581297571

Maladies des organes reproducteurs - 618719741

Prostatite - 318019891

Inflammation de la prostate sous forme aiguë ou chronique, plus fréquente chez les chats adultes.

Orchite - 589361897

Inflammation des testicules, qui survient à la suite d'une blessure ou d'une infection des testicules et des tissus environnants. Dans le même temps, la capacité du mâle à féconder la femelle diminue ou disparaît.

Fracture de l'os du pénis - 618519781

Cette pathologie est la conséquence de blessures subies par le mâle lors de l'accouplement ou de combats avec d'autres animaux.

Inflammation du prépuce - 618319718

Les chats développent très souvent une inflammation de la tête du pénis et des feuillets internes du prépuce. Cette maladie est causée par des bactéries, des champignons et parfois des protozoaires.

Lors du rétablissement de la santé du chat, veuillez noter que la santé de la personne, que la santé de la personne lors de l'application.

La série de nombres du chat devient beaucoup plus stable, et la ligne lumineuse de son attachement à la vie éternelle est déterminée. La santé éternelle dans la compréhension de la vie environnante. Le changement de temps n'est pas perceptible pour la vie vivant dans l'éternité. Essayez de ne pas remarquer le temps. Les chats y parviennent en concentrant la perception du temps sur leur queue. Une personne peut concentrer sa pensée à l'extérieur de son corps et comprendre qu'une fois que sa pensée est dans l'espace éternel, il est donc éterne.